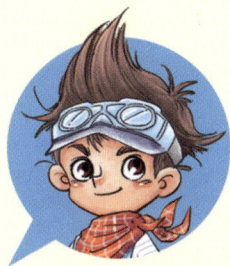

爱提问的当当

独特的本草

王琳　李成文◎著

中国健康传媒集团

中国医药科技出版社

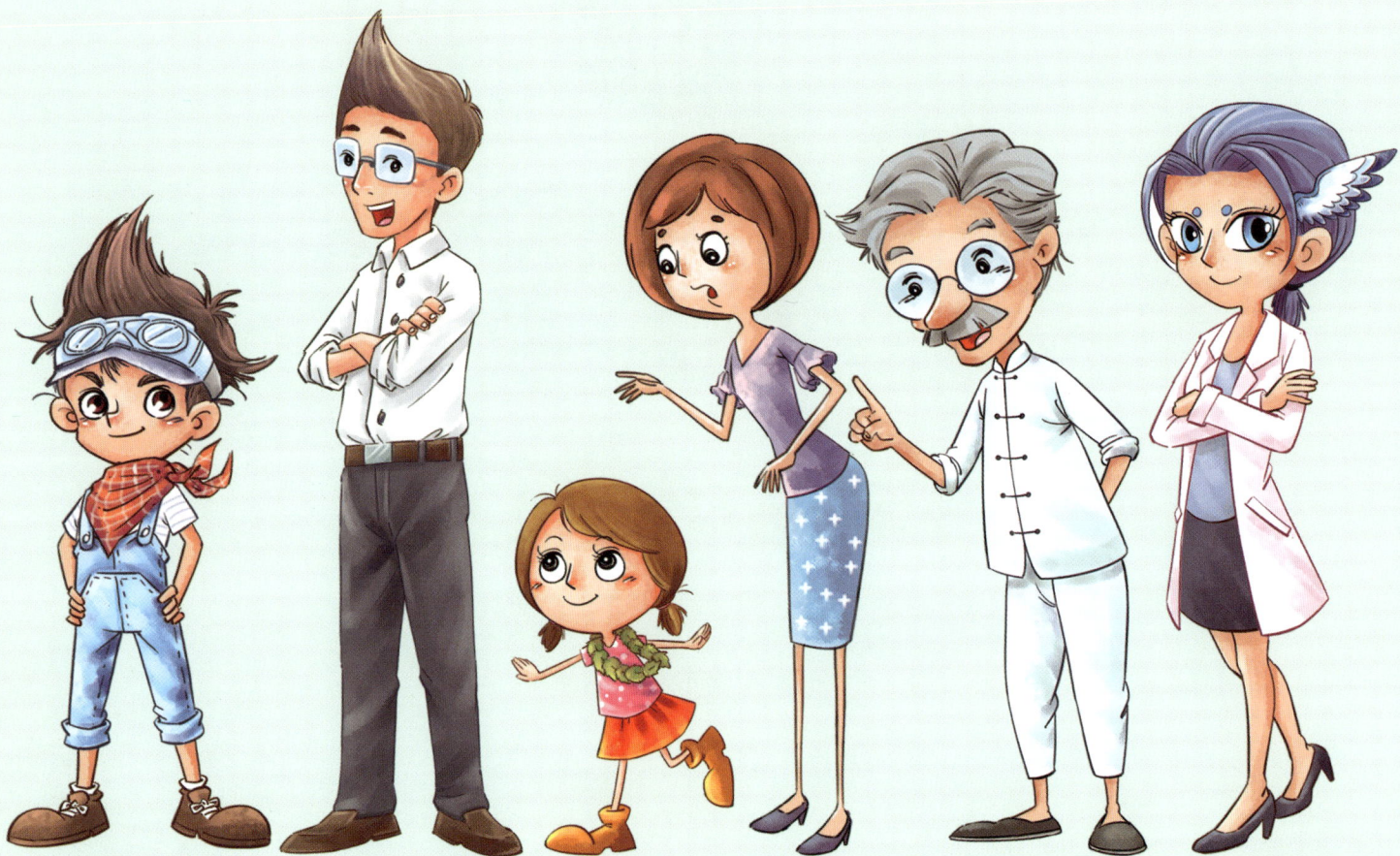

当当　　　爸爸　　　奥珍　妈妈　　神农爷爷　花鹊医生

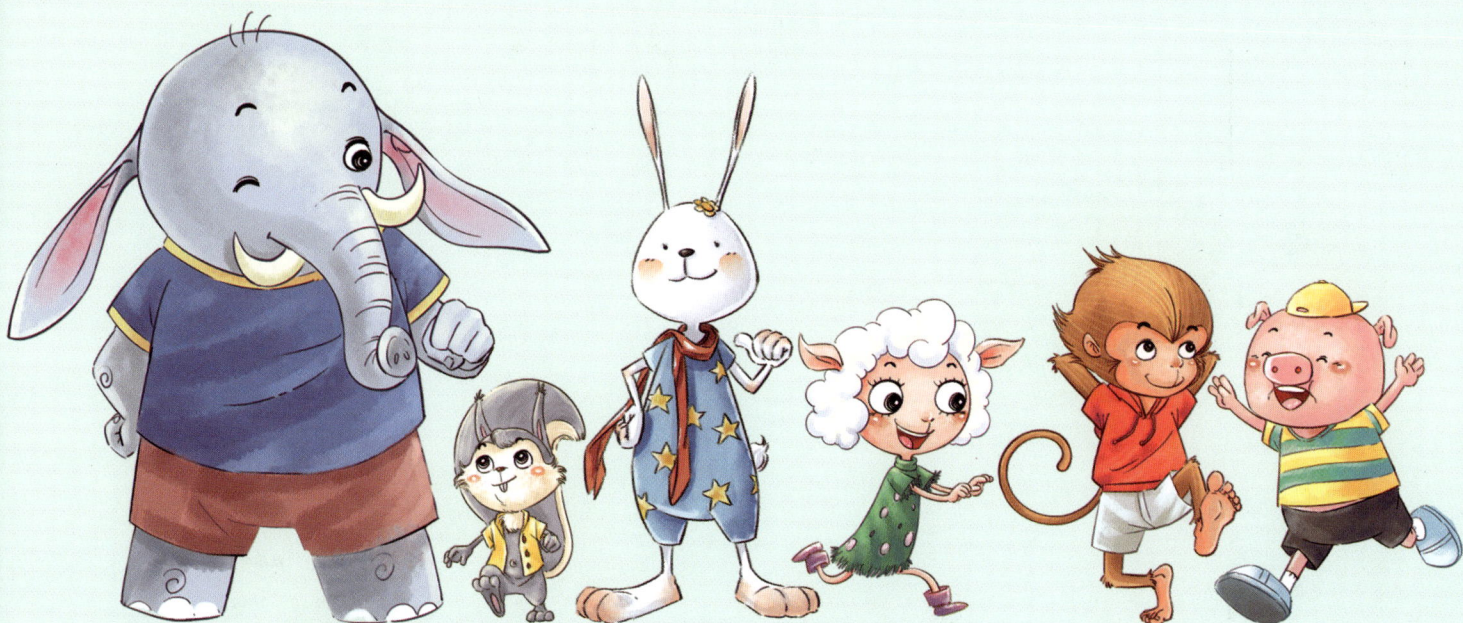

卡拉拉　　松松　　依菲　　萝丝　　皮皮　　代文

目录

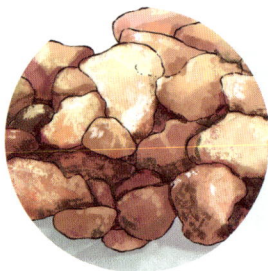
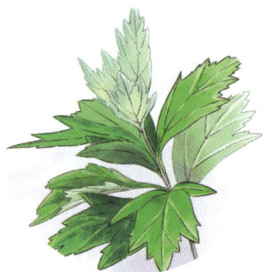
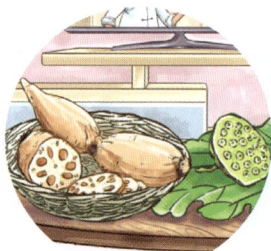
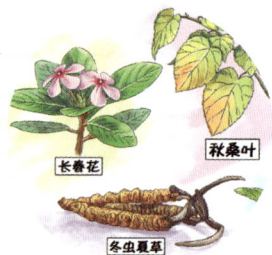
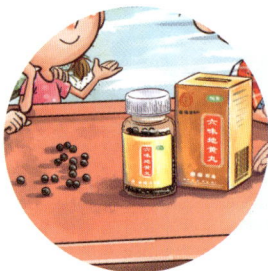

极香极臭

两分明

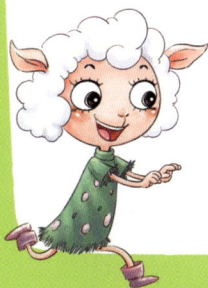

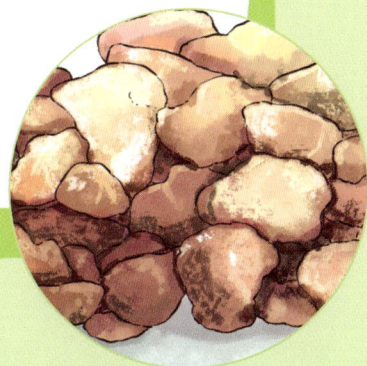

五月的早晨，七色阳光洒在雨后湿润的小径上，林子里的丁香花开了，一团团淡紫色的绒球欢快地聚拢在一起，金黄色的花蕊（ruǐ）散发出浓郁独特的芳香。

萝丝深深地闻着丁香花："丁香花这么香，一定是中药里最香的药了！"

依菲迟疑了一下："可是，龙涎（xián）香也很香啊。"

代文不假思索地说："那中药里有没有最臭的药呢？"

依菲加重了语气："中药怎么能有臭的呢，中药有酸的、甜的、苦的、辣的、咸的、芳香的，哪有臭药啊！"

"对呀，如果药臭了，一定是坏掉了，还能用吗？代文，你不是说最近你的脑子灵活了很多，怎么又犯糊涂了。"皮皮开着玩笑。

当当说："好了，这样吧，我们还是去请教神农爷爷吧。"

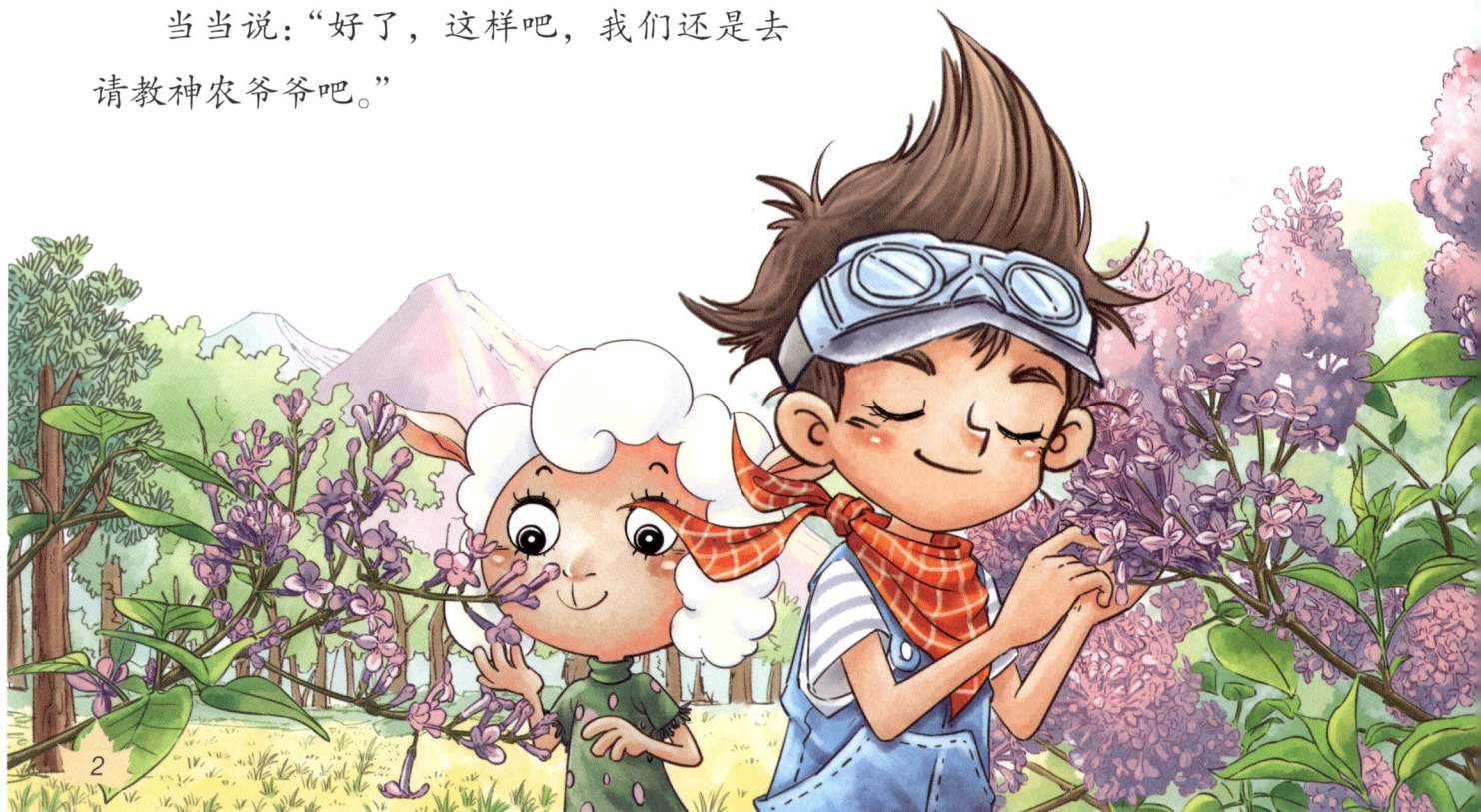

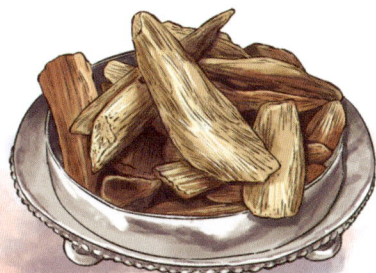
沉香

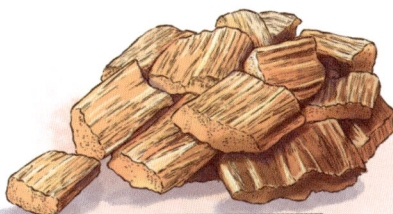
檀香

大家蹦蹦跳跳地来到了百草园。

萝丝问："神农爷爷，丁香园的花盛开了，好香好香的，丁香是不是最香的中药啊？"

神农爷爷说："丁香的香味虽然很浓烈，但它不是最香的中药。"

当当赶紧问道："那什么药是最香的中药啊？"

神农爷爷说："沉檀（tán）龙麝（shè），是中国的四大著名香药。

"沉香是沉香树上的树脂，要经过 20 年以上的时间才能形成，入水能沉，故称'沉香'，越陈越香。常用于镇静、强化心脏、醒脑开窍。

"檀香是檀香树干的木心，有独特香味。"

奥珍说："我妈妈就有把檀香扇，轻轻一摇，可香了。"

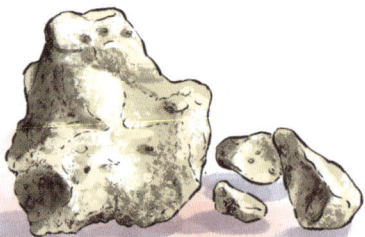

龙涎香

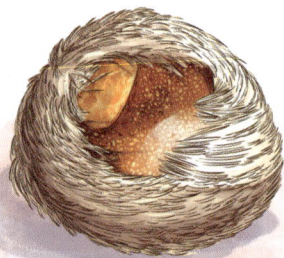

麝香

"对啊，檀香可治疗心绞痛、胃炎、胃痛。"神农爷爷接着说，龙涎香呢，你们已经对它很熟悉了。

"麝香是雄性麝类动物体内香囊（náng）的分泌物，具有浓郁的香味，穿透力很强，对中枢神经、呼吸、脉搏、心跳、血压有着很大的影响。一些名贵的中成药如苏合香丸、麝香保心丸都要用麝香来配制。"

当当说："听妈妈说，麝香是一种高级香料，有麝香的香水是最香的。"

"对，远在唐代，就用麝香制成'麝墨'，写字、作画，芳香清幽，能防腐防蛀，长期保存。

"因此浓烈持久、芳香馥郁（fù yù）的麝香被《神农本草经》列为上品，誉为'诸香之冠'。"

大家茅塞顿开："原来麝香是最香的中药啊！"

"神农爷爷，到底有没有臭味的中药？"代文着急地问。

"有的。比如臭茉莉、臭椿、臭梧桐。"神农爷爷指着一丛大大的叶子、开着多层白色花瓣的植物说，"看，这个叫臭茉莉，就是臭味的中药。"

当当说："不对呀？茉莉花是香的！"

神农爷爷笑着说："臭茉莉是中国特有的一种花卉（huì），实际上与茉莉没有亲缘关系，因为它的花洁白典雅如同茉莉一样，但叶子很臭，所以叫臭茉莉。"

神农爷爷摘下臭茉莉的叶子，在手里揉了揉，味道果然很臭。

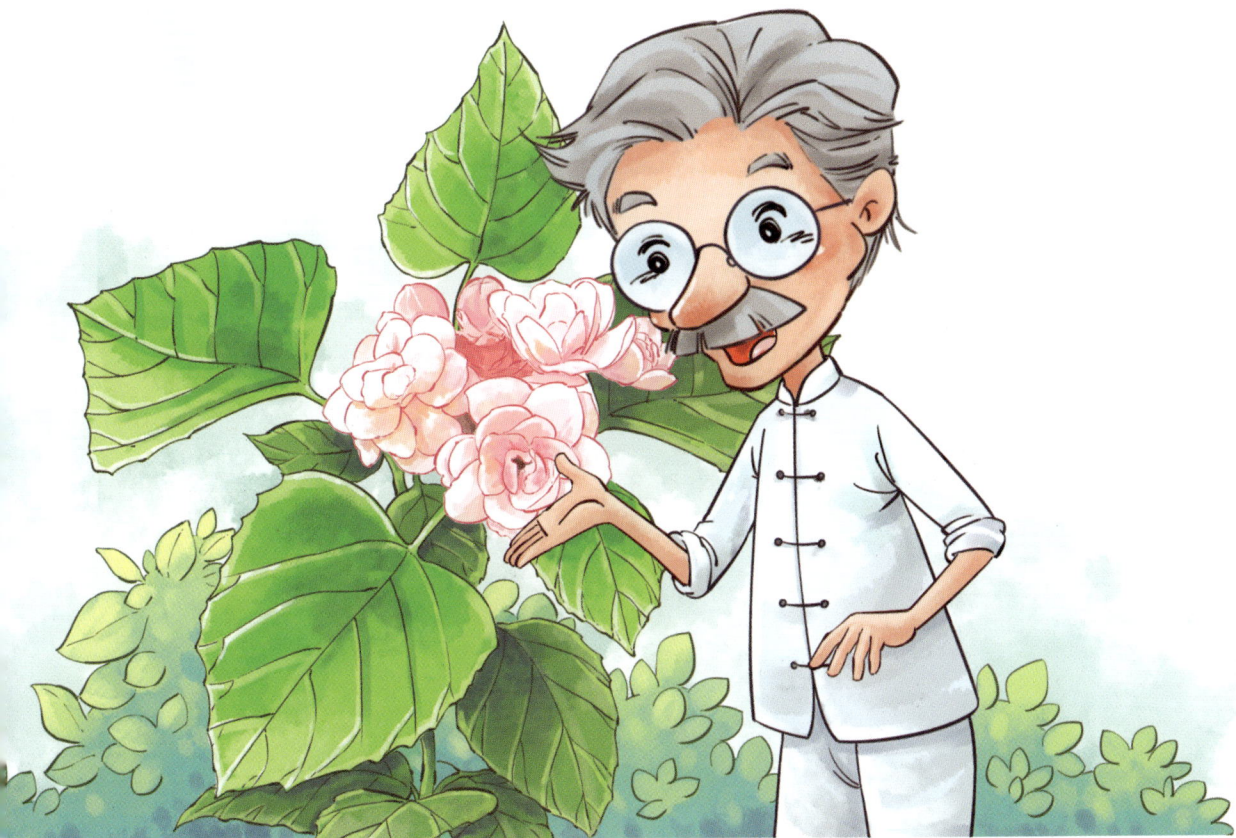

这时，萝丝忽然喊了起来："哎呀，这个花枝下面有一只大虫子！"皮皮和代文急匆匆探过头来。只见一只指甲盖大小，身穿金色"盔甲"的虫子，用四只细长的脚抓着叶子，吸吮（shǔn）着叶子的汁液。

"你这个小坏蛋，我要捉住你。"皮皮说着，一把就抓住了虫子。顿时，空中飘散出一股很臭的味道。

"哇，怎么这么臭啊，是虫子拉屎了吗？"皮皮闻了一下自己的手，叫道，"哎呀，我的手也被熏臭了！"

神农爷爷说："这个叫臭屁虫，也叫放屁虫、臭大姐。当臭屁虫受到惊扰，或者遇到敌人时，会立即施放臭气进行自卫，使敌人闻到臭味而不敢进犯，自己乘机逃跑。所以，一旦手上摸过臭屁虫后，就奇臭无比，如果把它打死，味道会经久不散。"

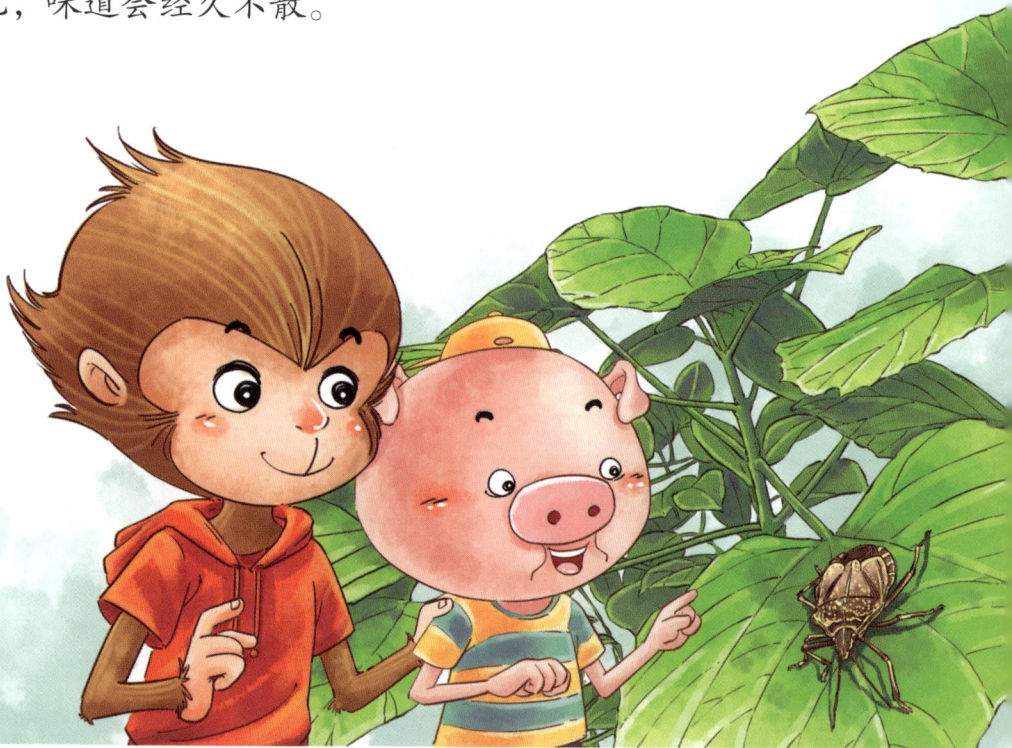

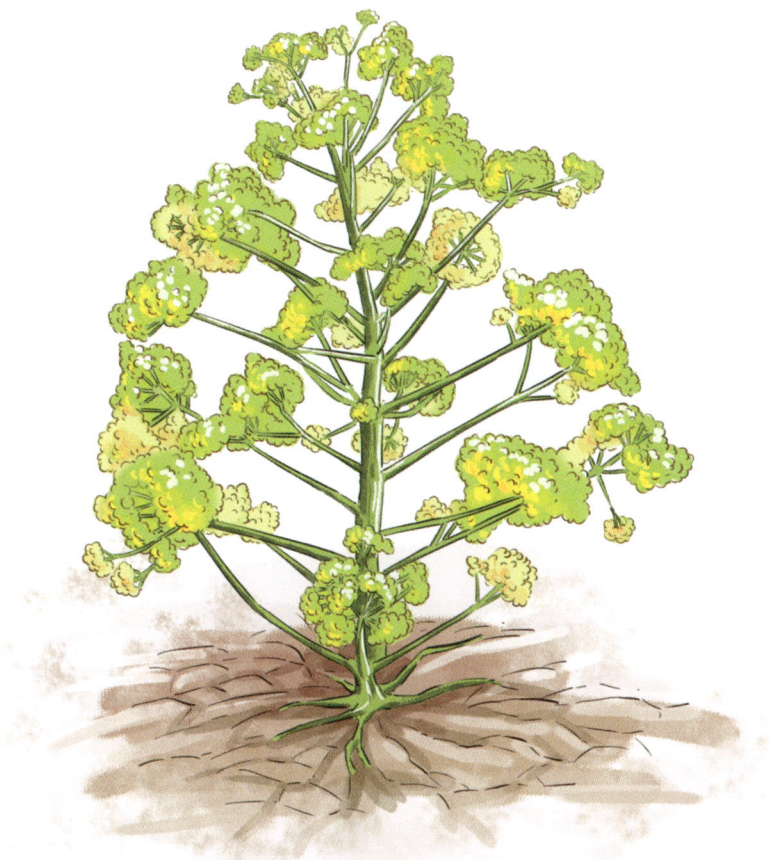

阿魏的植物形态

皮皮说："这个臭屁虫可真讨厌呀！"

神农爷爷说："但它却可以入药，是治疗胃痛、肾虚腰膝酸软乏力、遗尿的良药。"

代文自信满满："看来，臭屁虫就是中药里最臭的药了！"

神农爷爷说："不，最臭的中药是新疆的'臭阿魏'。与麝香相反，臭阿魏以它独有的、特异的臭味成为最臭的中药。可别嫌阿魏臭啊，不臭还不治病呢！它的药性穿透力相当强，是治疗风湿性关节炎、胃病的良药。"

代文长长地出了一口气，说："皮皮，听到了吧，中药不仅有香的，还有臭的，而且最臭的是阿魏！我的脑子挺灵的嘛……"

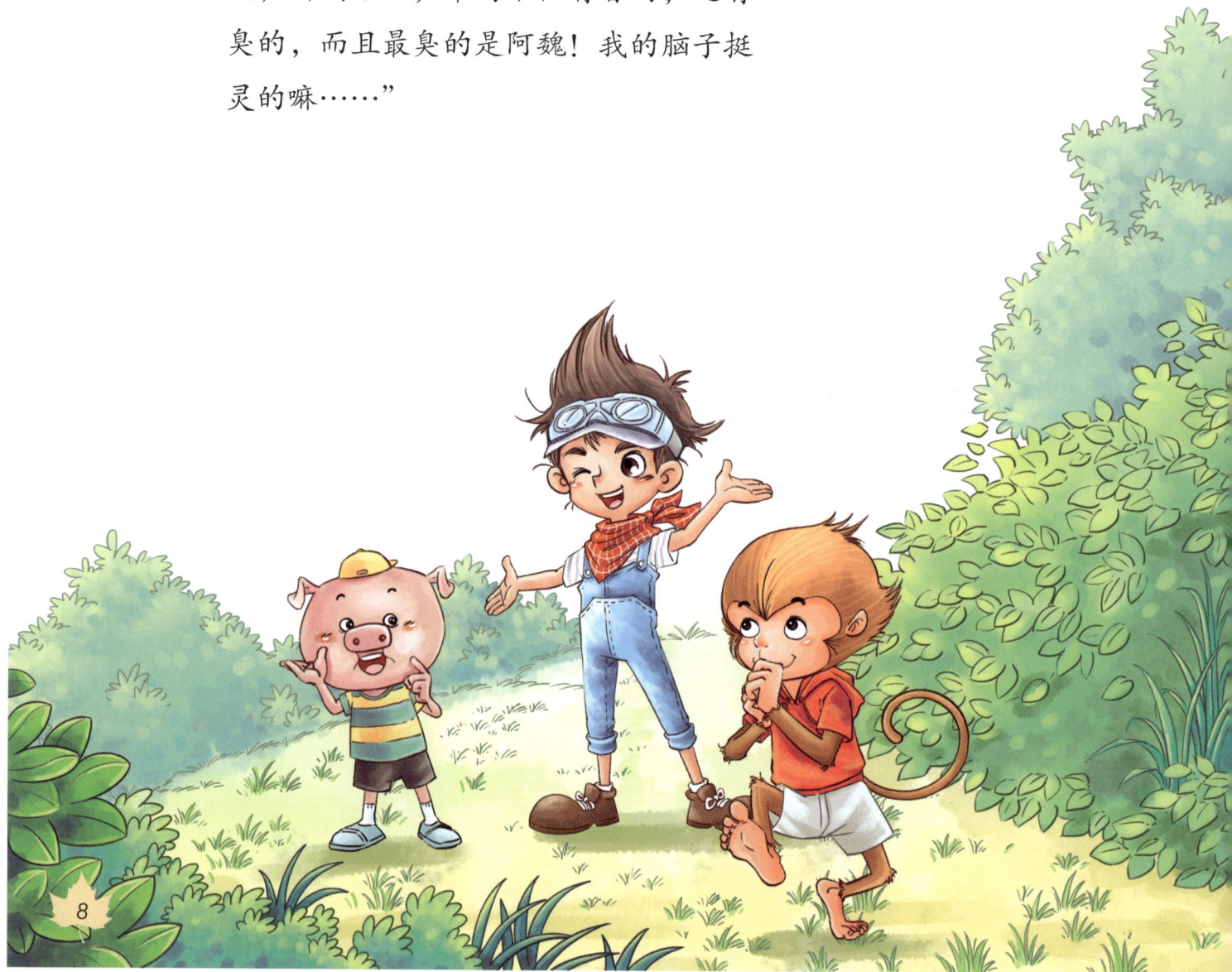

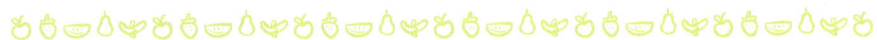

1. "阿魏"小知识。

阿魏是新疆的一种独
特药材，即将阿魏的根茎
切开后，断面乳液的脂
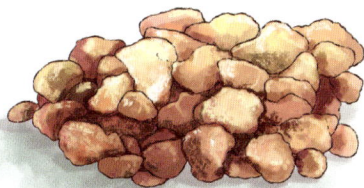
膏状凝固物，硬如白蜡，质轻，呈灰白色至浅棕
黄色。阿魏植物高 50~200 厘米，是一种多年生
一次性开花植物，开花结果后便死亡，随后根部
腐烂。它分为两大类：香阿魏和臭阿魏，臭阿魏
具有强烈而持久的蒜样臭气，是治疗风湿性关节
炎、胃病的良药。

2. 插画涂涂色。

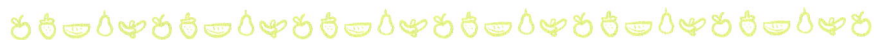

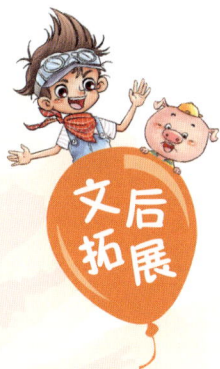

文后拓展

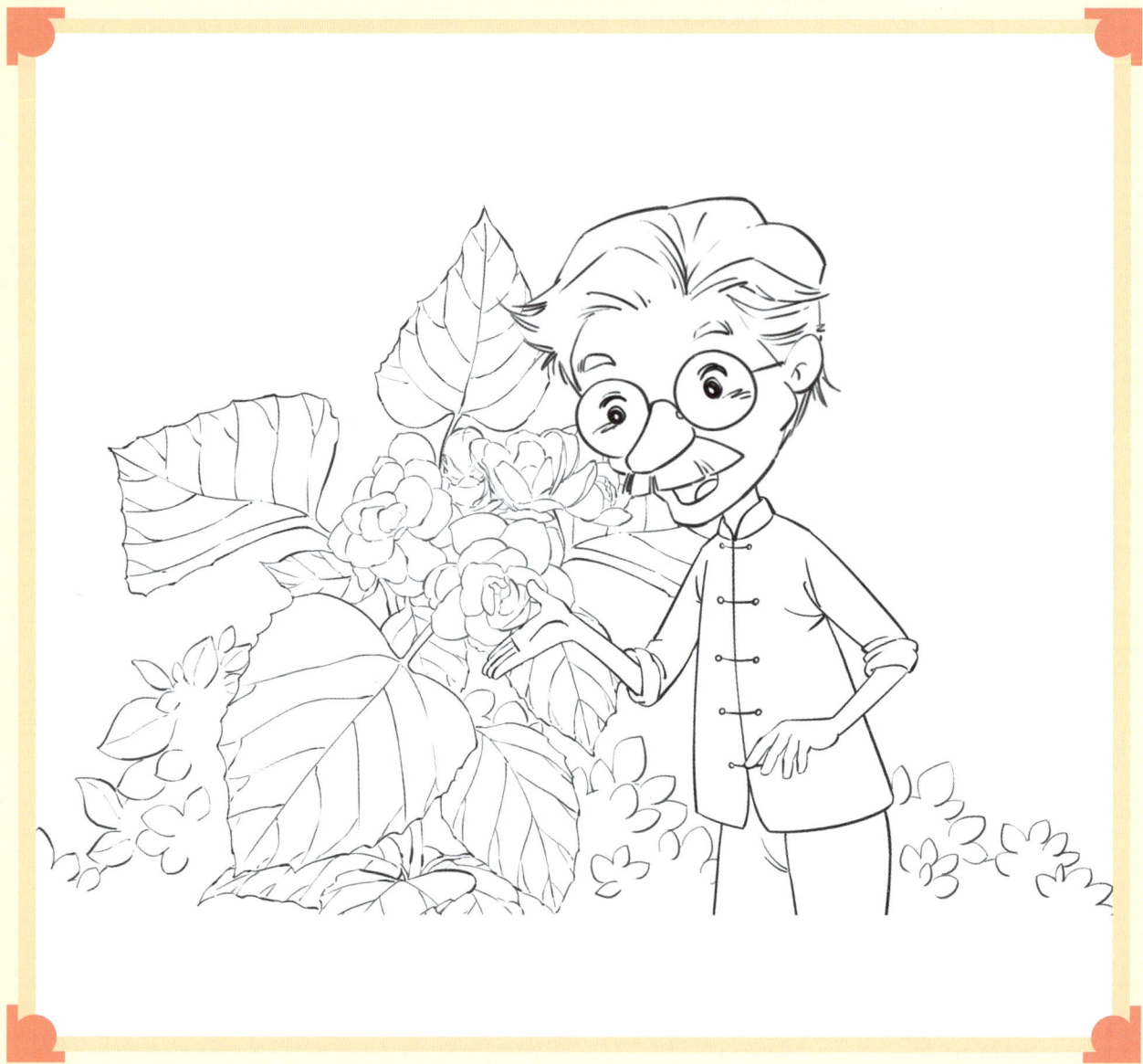

艾苍 来了

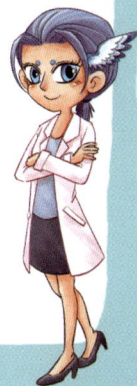

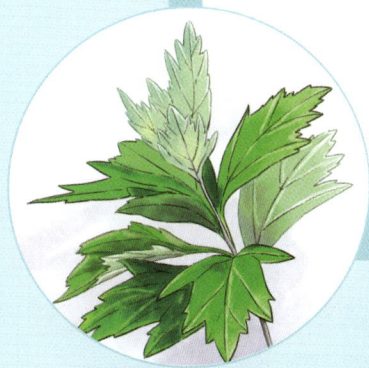

清明节就要到了。

妈妈准备好篮子、袋子和剪刀，说："当当、奥珍，明天就是清明节了，我们要去采些艾叶。"

"妈妈，以前不都是到了端午节才上街买艾叶吗？"

"今年我们要到原野上采嫩叶，做艾叶丸子。"

奥珍跳了起来："太好喽，要去采艾叶喽！"

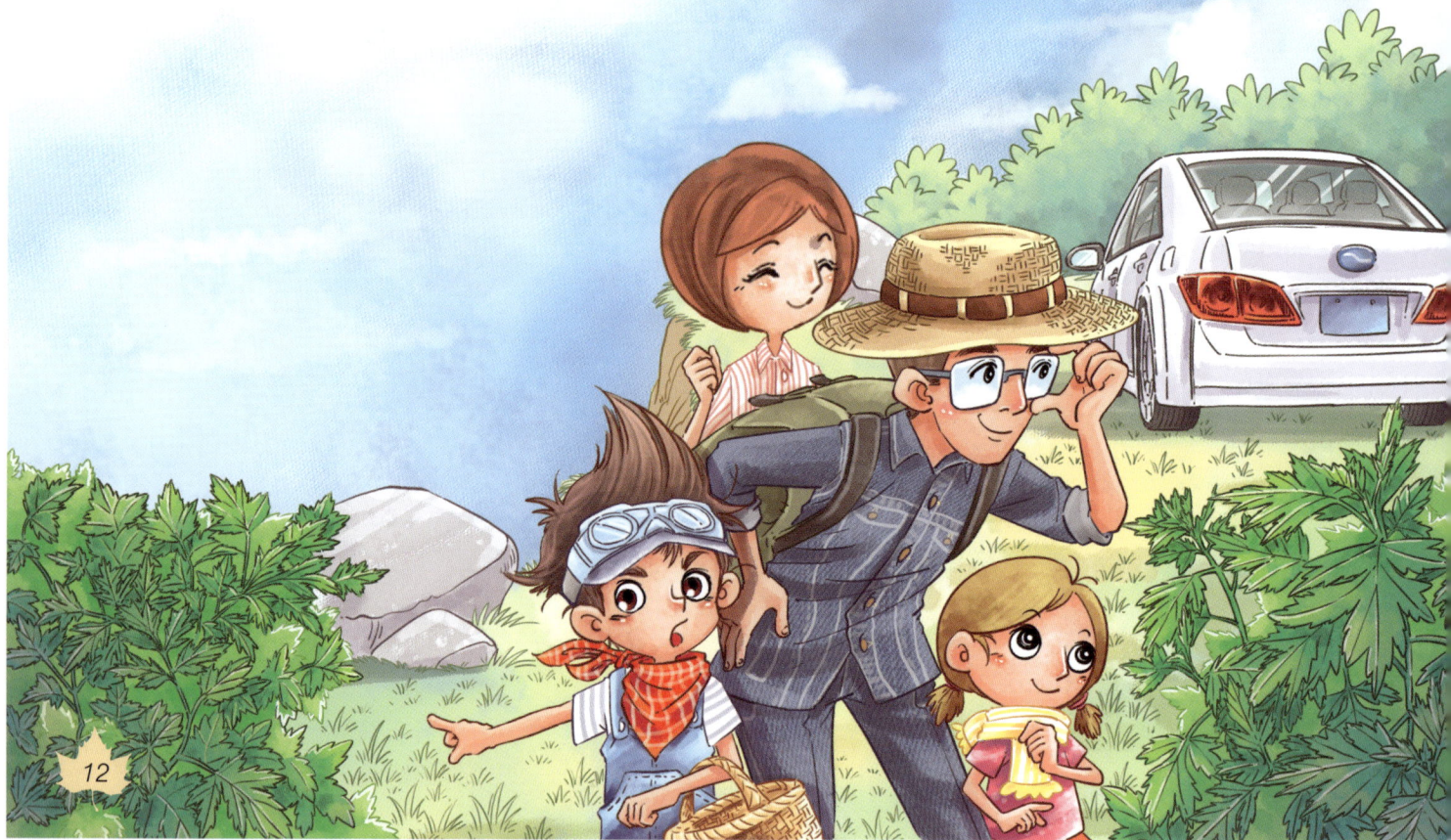

春雨过后，松软潮湿的原野上，长出了又绿又嫩的艾草，一阵风儿吹过，艾草的背面露出鲜亮的白色，看上去宛（wǎn）如起伏的波浪。

妈妈发现了一片长势极好的艾草，一丛丛酷似菊花叶片的叶子，绿油油、水灵灵的，十分诱人。

"当当、奥珍，你们来看，这里有很多艾叶啊！采艾叶的时候，要摘最嫩的叶子，做出来的丸子最香。"

当当采满了一篮子艾叶，给妈妈看，妈妈乐了起来："这是蒿（hāo）子，不是艾叶。"

当当茫然地说："从哪里看出这不是艾叶呀？"

妈妈随手摘了艾叶："你们看，艾叶的正面是灰绿色的，背面是白色的，蒿子呢，叶子的正面颜色泛白。再比较一下叶子形状，艾叶的叶面宽而肥大，看起来胖胖的，而蒿子的叶子细长并且比较薄。"

这时爸爸也采满了一袋艾叶走过来，高兴地说："看看我采的，满满的一袋子。"

当当、奥珍，打开一看，笑得直不起腰来，妈妈也跟着笑出了眼泪，爸爸一脸**诧**（chà）异。

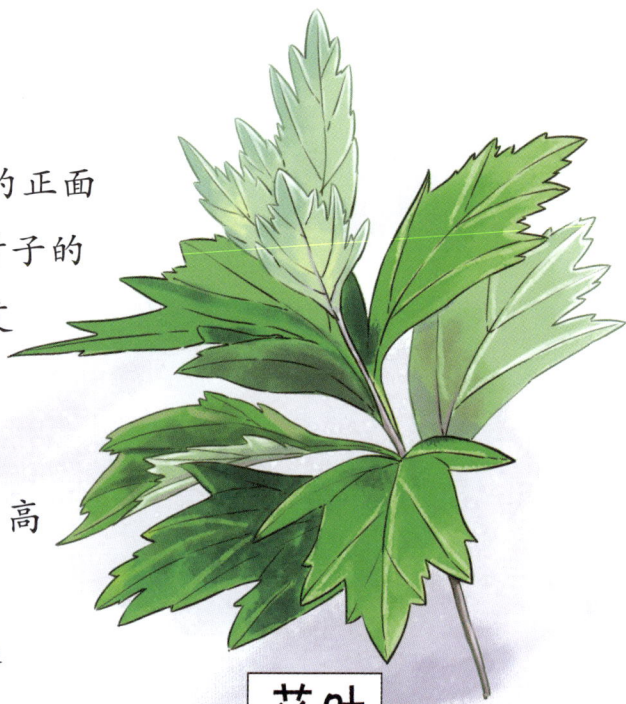

艾叶

当当从妈妈手里拿过艾叶说："爸爸，原来您也分不清啊，你采的都是蒿子，这个才是艾叶呢。"

爸爸懊恼地拍了拍脑袋："早知道应该虚心向你妈妈请教的。"

当当看着艾叶："这么小的苗，端午节的时候能长成高大的艾枝吗？"

妈妈说："没问题，小苗长得很快，等端午节我们再来的时候，它已经长得很高大了。"

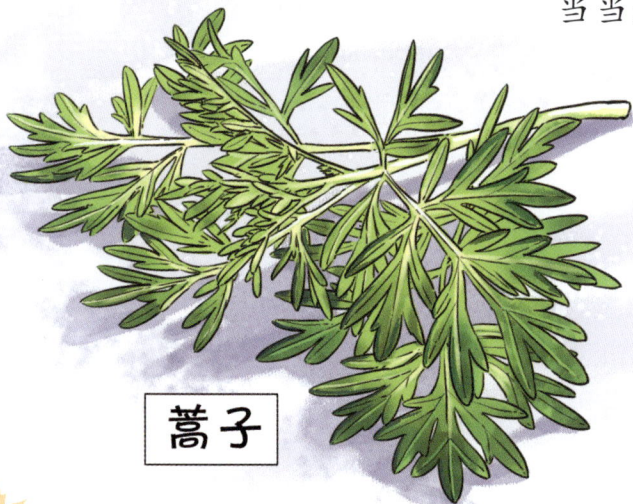

蒿子

艾叶采回来了，妈妈做好了艾叶丸子，请当当的好朋友们一起吃，只有皮皮感冒没有来。

艾叶丸子、新鲜艾饼、艾叶炒鸡蛋、艾叶烧豆腐，清香嫩滑的虾米滚艾叶汤也上了桌。

妈妈说："吃艾叶丸子时，再蘸（zhàn）点甜豆沙，身体里会有一种春天的感觉。"

转眼端午节到了，妈妈又采来了艾枝，扎成一束一束的，挂在门上避秽（huì）消毒驱蚊。当当听说皮皮又感冒了，就叫上小伙伴儿带着艾枝去帮他家消毒。这时，花鹊医生正好经过这里，看见当当正在往门窗上挂艾枝，问："这是在给皮皮家消毒吗？"

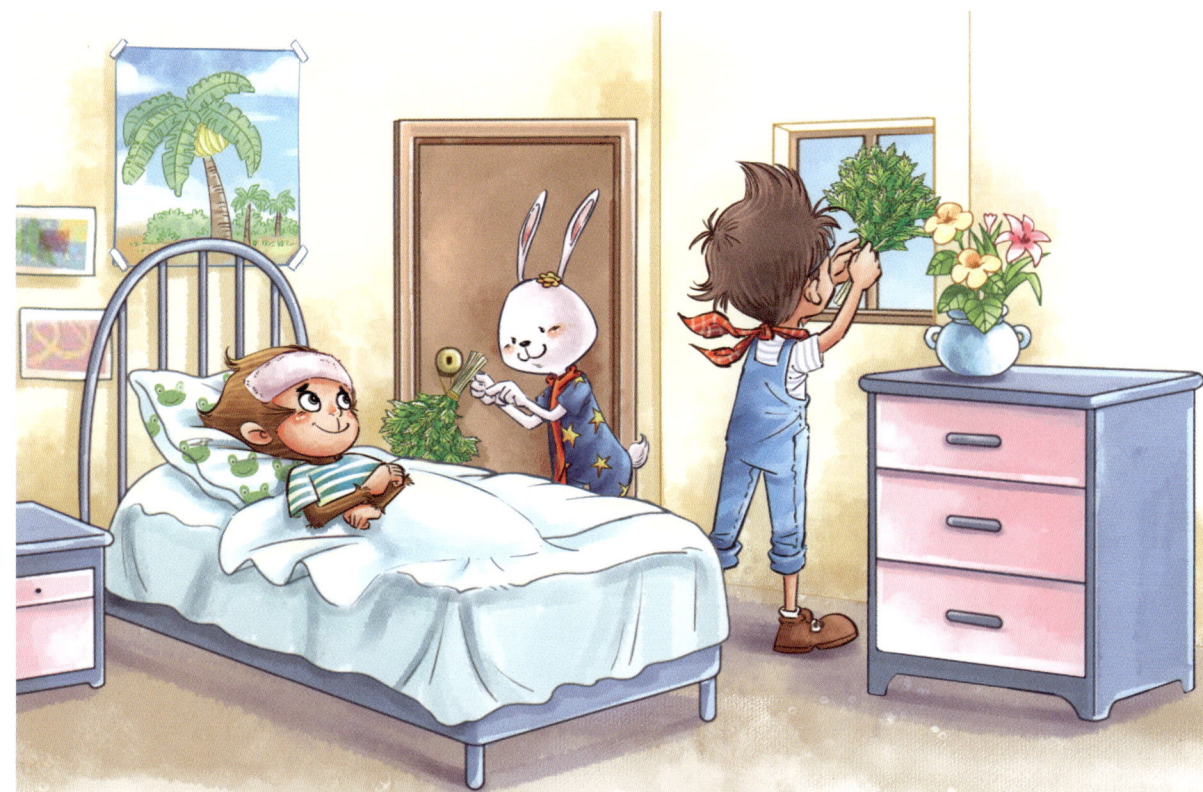

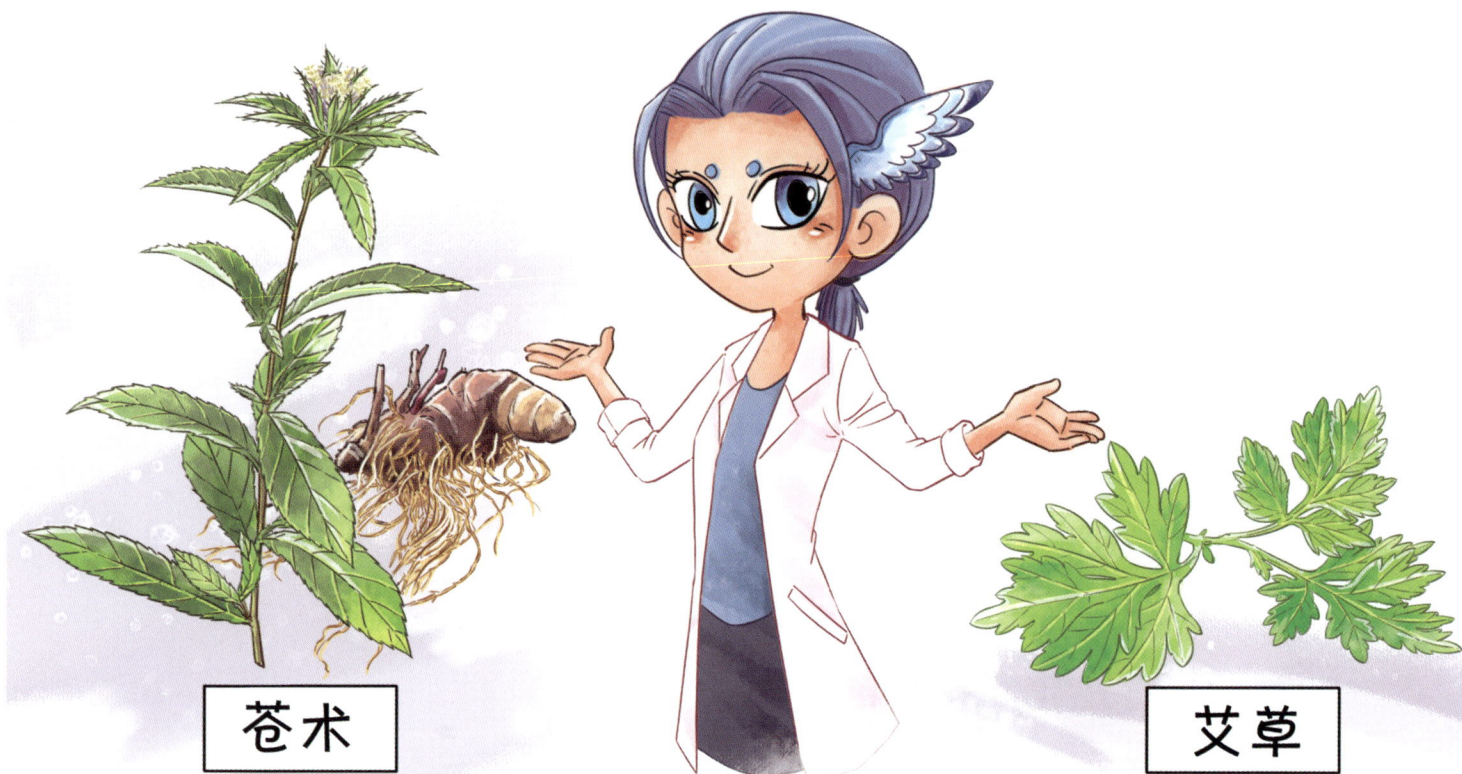

苍术

艾草

当当回答说："是啊，妈妈说艾草可以消毒。"

"对，家有三年艾，郎中无须来。艾草里的挥发油、桉油，对好多病毒和细菌都有抑制和杀伤作用，对呼吸系统疾病有一定的防治作用。但如果再加上一味药，疗效就会大大提高的。"花鹊医生补充道。

"什么药啊？"大家纷纷围了过来。

花鹊医生说："这味药的名字叫苍术（zhú）。"

"苍术？"

"对，就是苍术，它能抑制结核菌、金黄色葡萄球菌，所以艾草和苍术一起用，效用更强。"

花鹊医生从诊所取来了苍术，将艾叶和苍术一起煮水，对皮皮的房间进行熏蒸消毒，并嘱咐皮皮："要让房间经常保持通风，再用艾草苍术水泡泡脚，好好睡上一觉，感冒很快就会好的。"

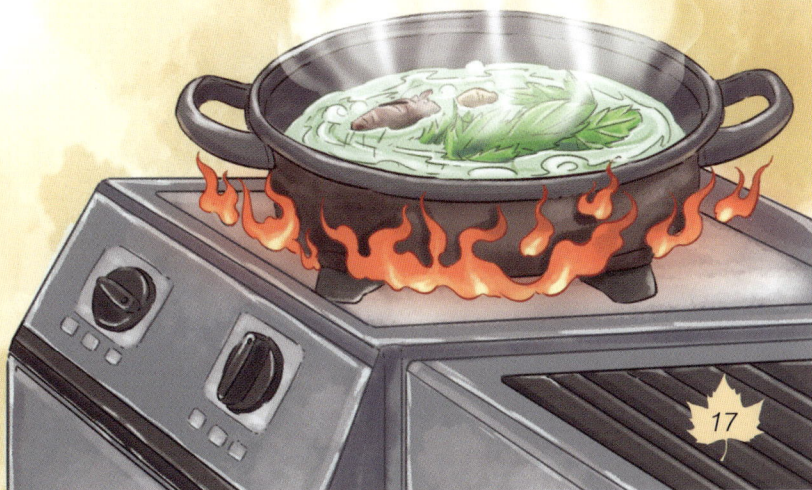

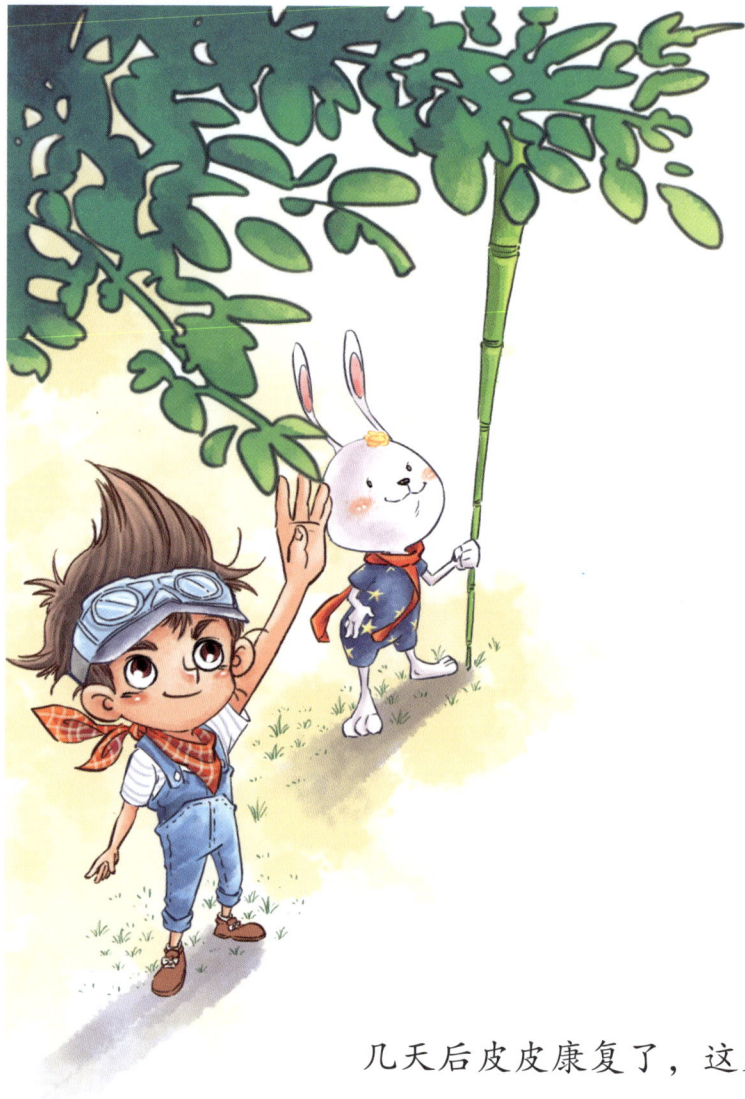

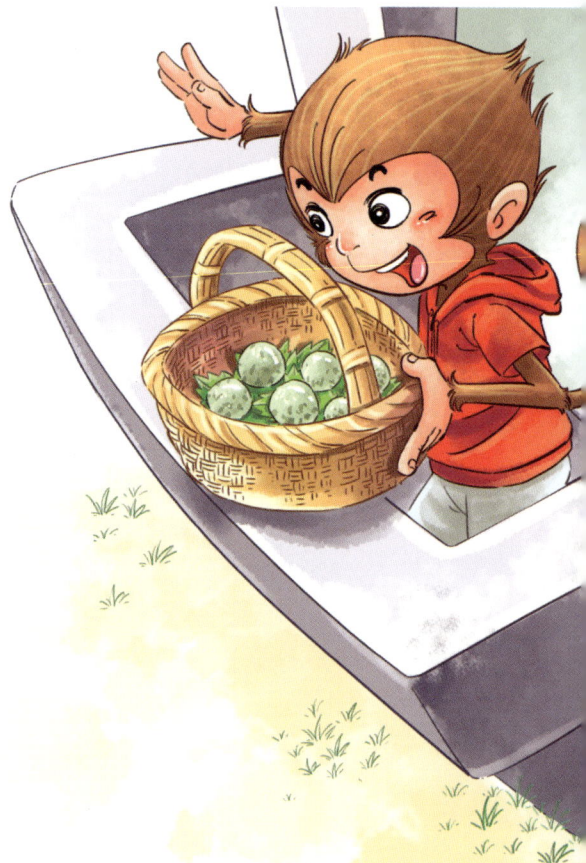

几天后皮皮康复了，这天，他正坐在房间里看书。忽然从窗户外面伸进几个艾叶丸子，皮皮跑到窗户前一看，原来是当当和朋友们挑着竹竿，躲在窗户下面。

当当说："皮皮，那天你没吃上艾叶丸子，这是妈妈专门给你做的，快吃吧。"

"这是甜豆沙。"依菲递上一个瓶子。

大家调皮地说："吃艾叶丸子时，再蘸点甜豆沙，身体里会有一种春天的感觉！"

　　皮皮一脸认真："可现在是夏天啊。"

　　大家开心地笑了起来："那就会有夏天的热烈！哈哈哈哈……"

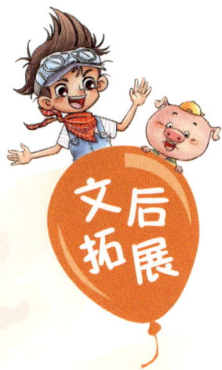

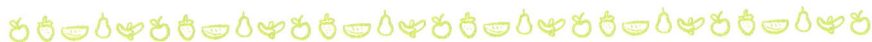

文后拓展

1. 艾叶和蒿子有什么不同？
2. 插画涂涂色。

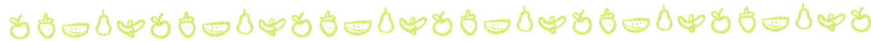

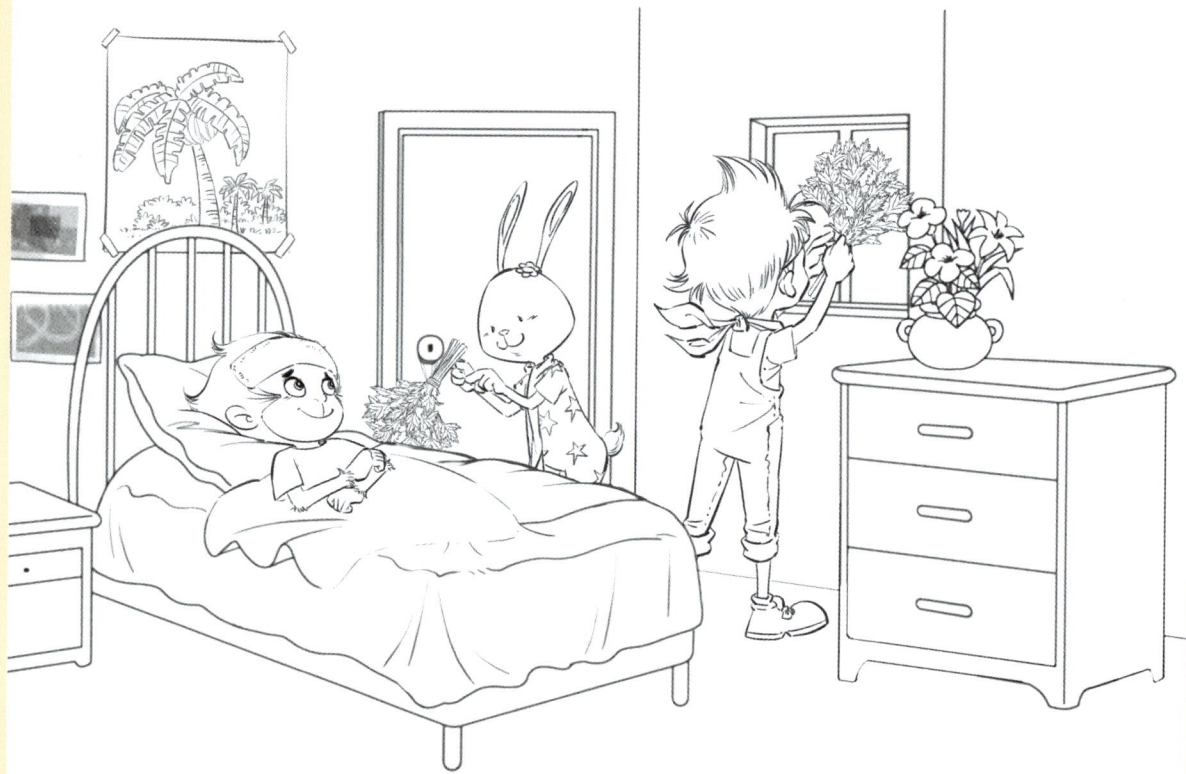

莲藕物语

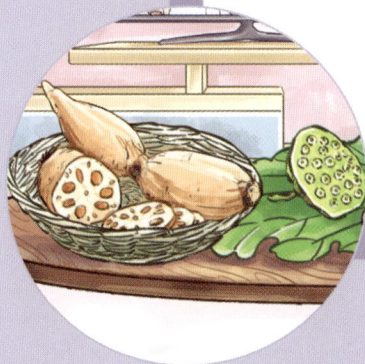

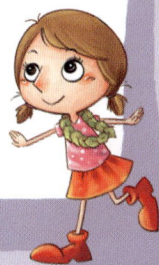

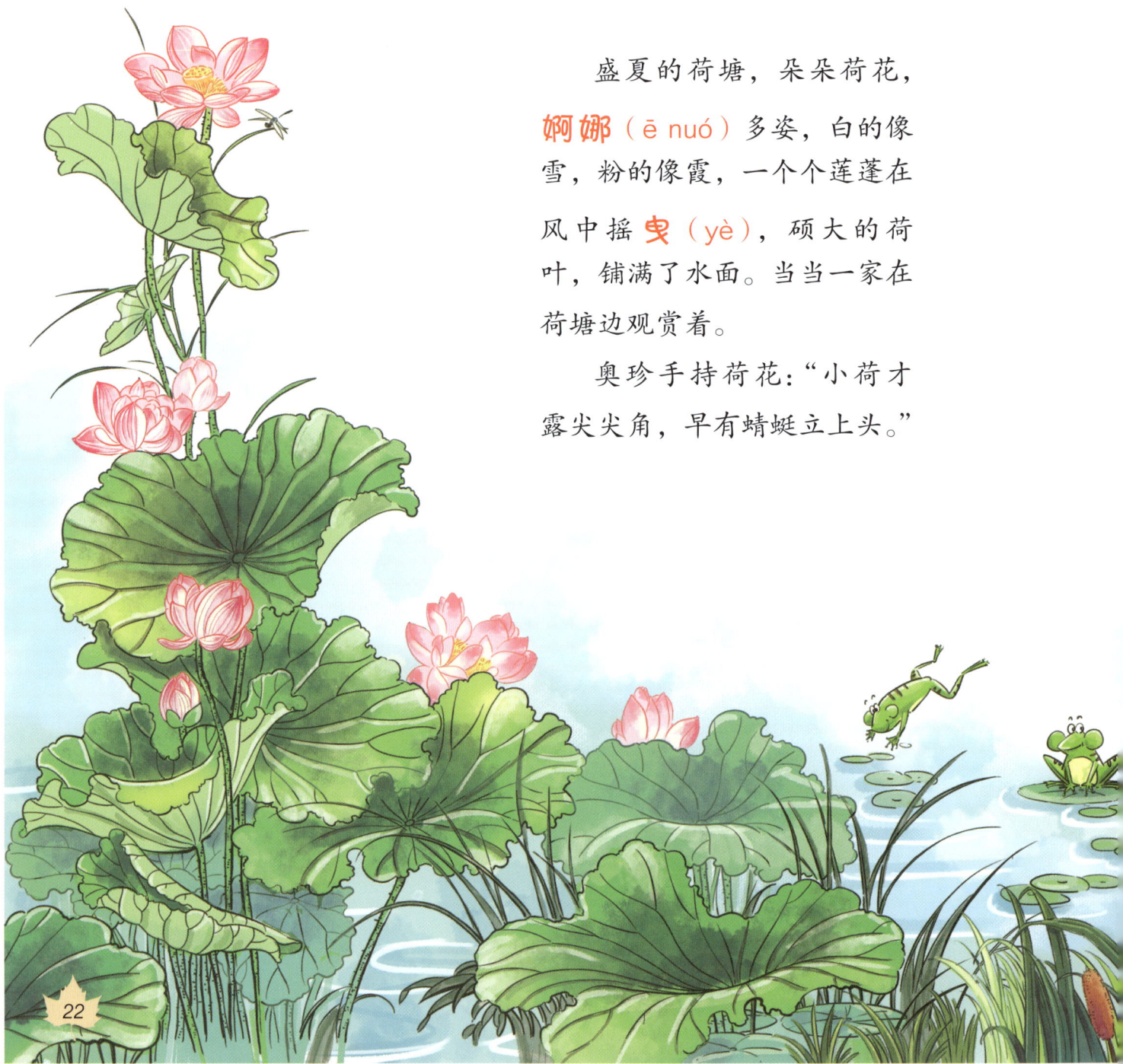

盛夏的荷塘，朵朵荷花，**婀娜**（ē nuó）多姿，白的像雪，粉的像霞，一个个莲蓬在风中摇**曳**（yè），硕大的荷叶，铺满了水面。当当一家在荷塘边观赏着。

奥珍手持荷花："小荷才露尖尖角，早有蜻蜓立上头。"

当当顽皮地把荷叶倒扣在头上："妹妹的诗是描述春天的荷塘景色，我来一首夏天的：荷叶五寸荷花娇，贴波不碍画船摇。"

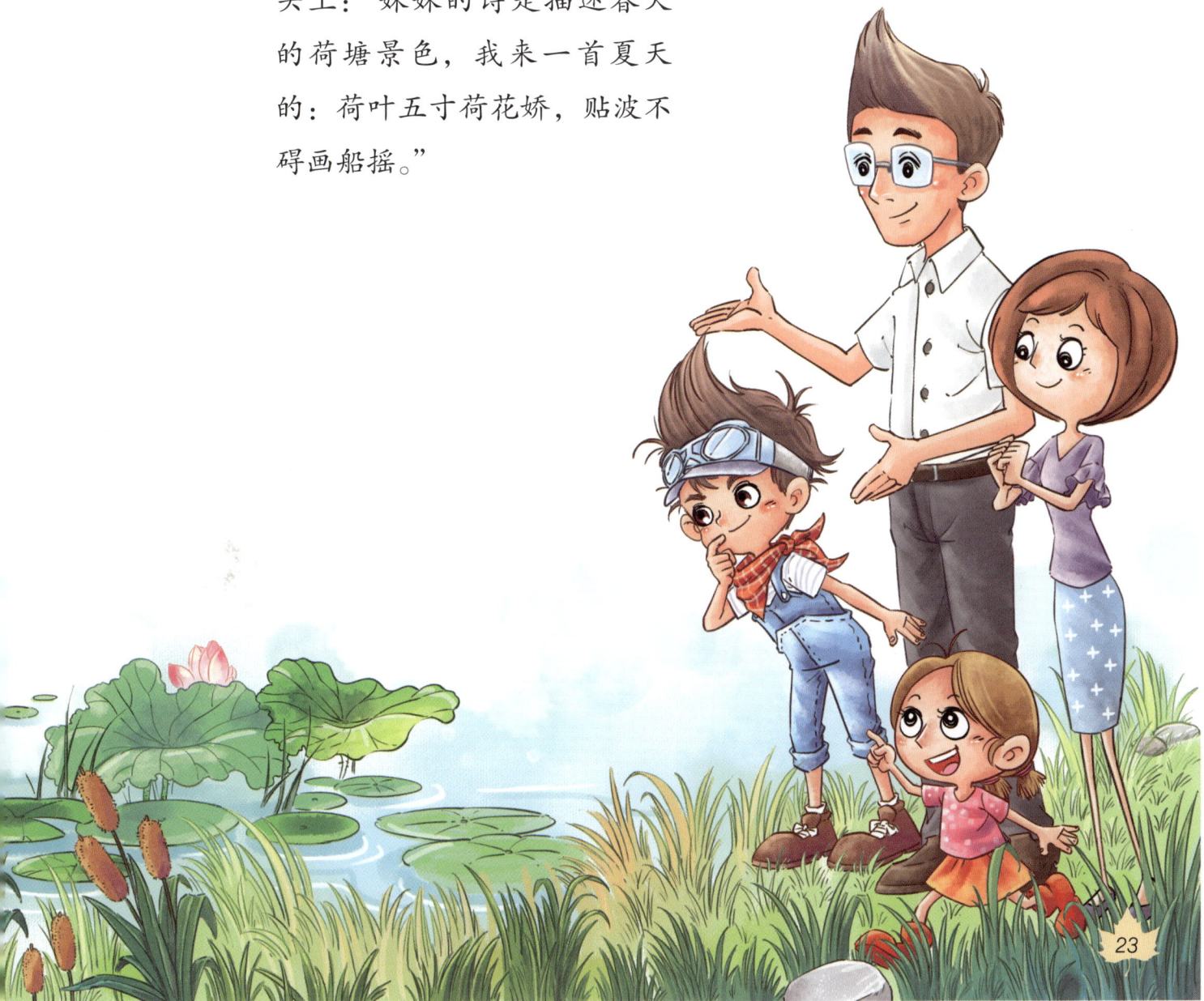

轮到爸爸了，爸爸却慌乱地翻着包："我的诗呢？"

　　妈妈说："你不会是没有准备吧？"

　　爸爸得意地从口袋里掏出一张纸，摇头晃脑地大声朗诵："青荷盖绿水，芙蓉披红鲜。下有并根藕，上有并头（蒂）莲。"

　　"爸爸，您读错了一个字，是并蒂（dì）莲，不是并头莲。"

　　"没错呀。"爸爸拿着纸条看了看。

　　当当急忙将纸条抢了过来："啊，是张白纸？连一个字都没有！原来您是故意逗我们的！"

　　爸爸哈哈大笑，说："你们都这么喜欢荷花，明天是周日，正好有个荷花绘画展，咱们一起去看看吧。"

　　当当和奥珍欢呼着："太好了，太爱爸爸了！"

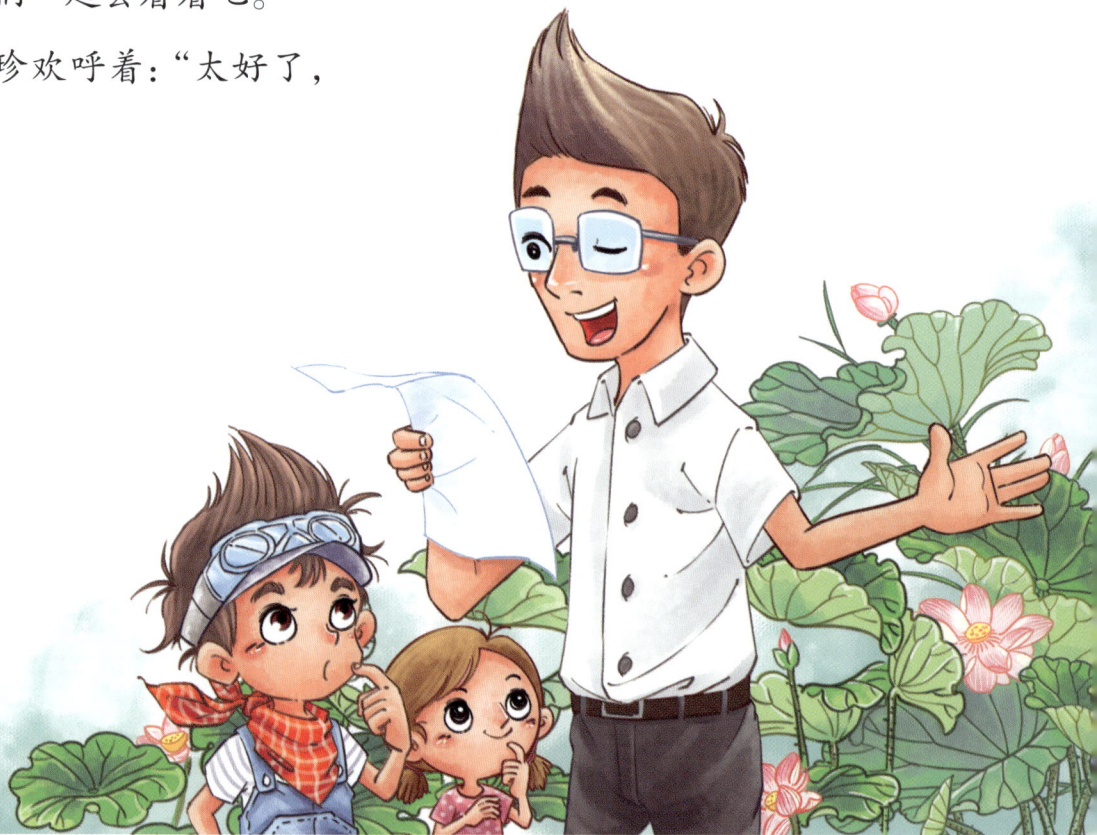

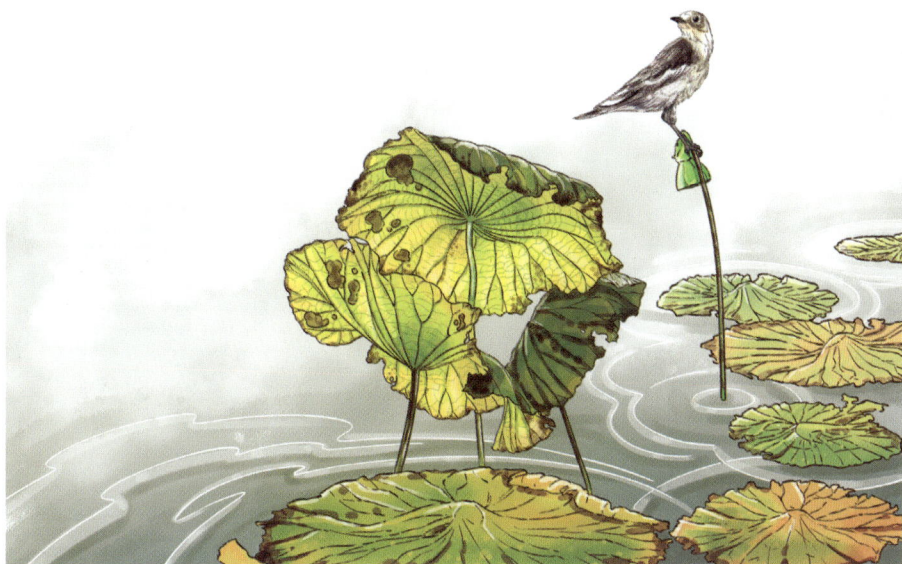

　　荷花绘展上的画作**栩栩**（xǔ xǔ）如生，大家都在静静地欣赏。忽然，奥珍跑过来拉着爸爸小声说："爸爸，那边有一幅图画坏了，为什么还要挂在那儿呢？"

　　爸爸走过去看了一下说："这幅画是冬日的荷塘景色，别有一番特色，不是画坏了。"

　　当当说："哦，冬天的荷叶变成了这个样子呀。"

　　"是啊，荷叶枯萎说明下面的莲藕成熟了，就能进到千家万户的餐桌上了。"

　　"爸爸，到了冬天我们一定要和好朋友去挖莲藕！"当当露出一脸很向往的样子。

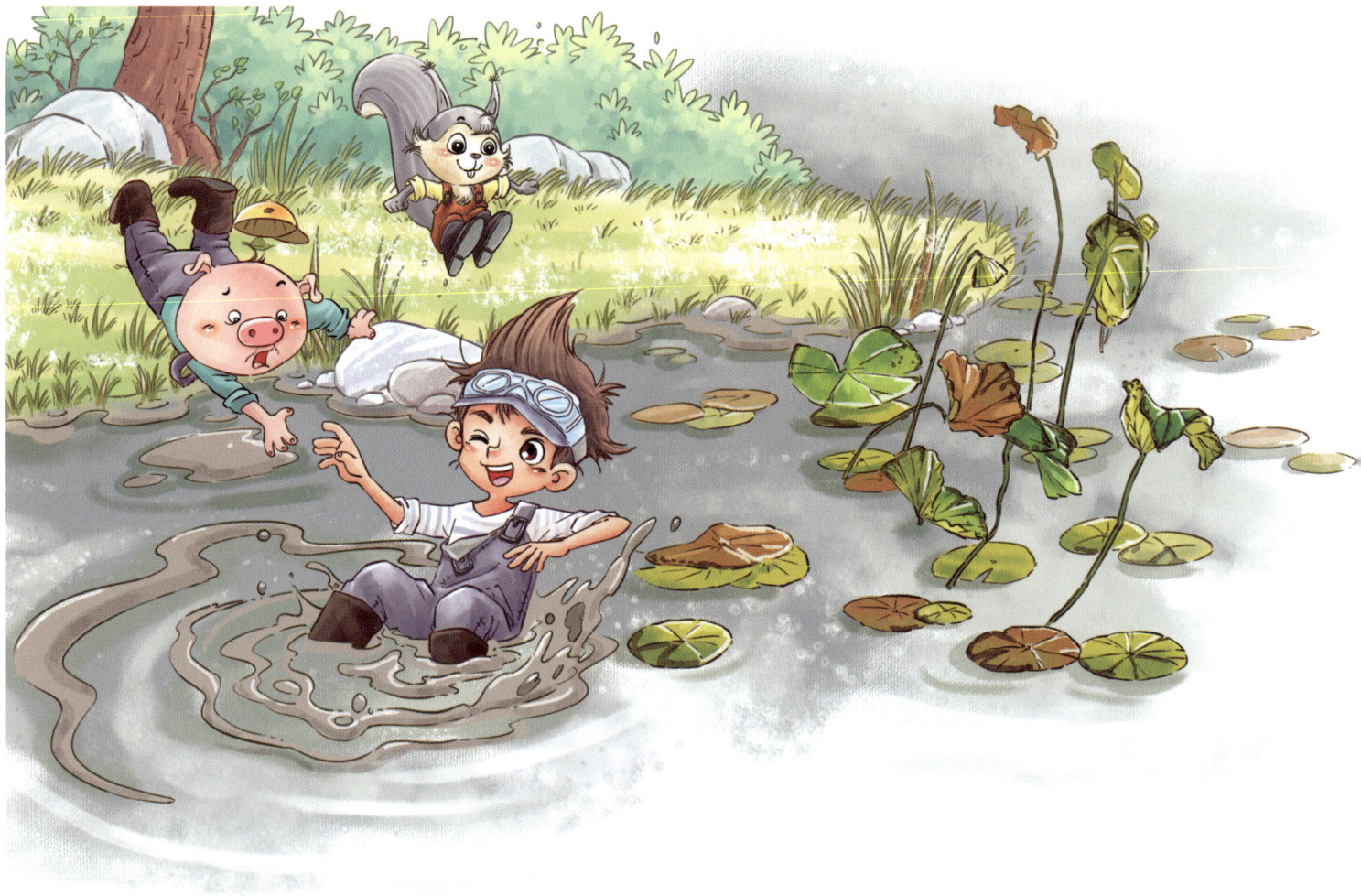

初冬，千亩荷塘，众人挖藕。

爸爸、当当和朋友们也加入到了挖藕的队伍。当当穿着防水衣裤，拿着铲子准备挖藕，谁知一只脚刚踏上松软的污泥，没等站稳，身子就歪在了池塘边。

"不要怕，抱着我的鼻子。"卡拉拉用长长的鼻子将当当稳稳地吊了出来。

松松说："我们怎么才能挖到莲藕呀？"大家都在冥（míng）思苦想。当当突然拍拍手说："刚才卡拉拉是怎么吊我出来的，好办法不就在眼前吗！"

"哦……，明白了！"

爸爸穿着防护服，在泥塘里找到莲藕，站在荷塘边的卡拉拉用长长的鼻子勾住莲藕拔出来，当当、松松和代文把它冲洗干净，白白胖胖的莲藕露出了真容！

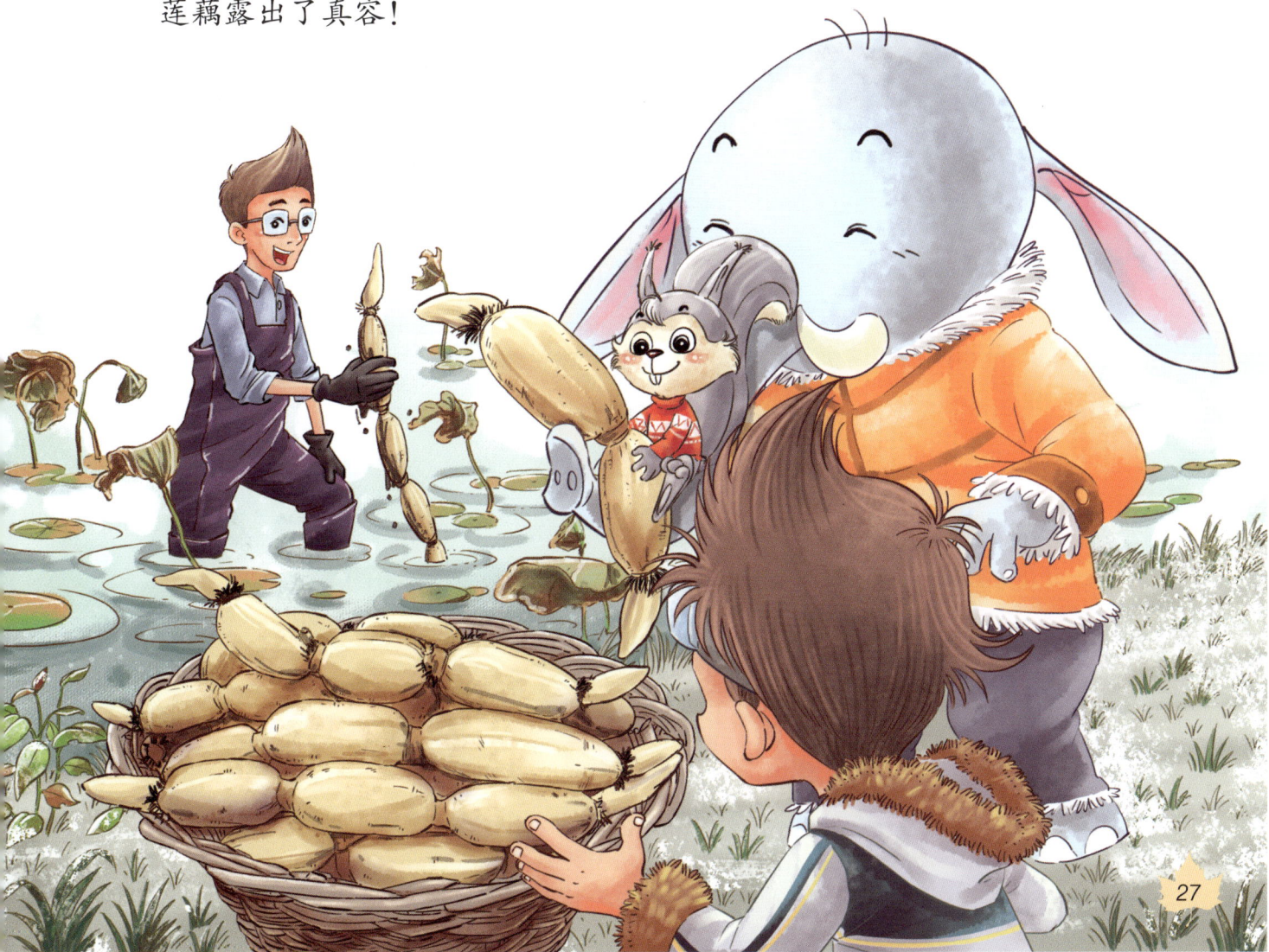

下午，卡拉拉他们背着一大筐白白的莲藕回到当当的家。

　　"卡拉拉，这么多的藕，你们太棒了！"妈妈夸奖道。

　　"阿姨，这是我们团结的力量。"卡拉拉骄傲地说。

　　晚餐时，妈妈将八菜一汤摆上了餐桌。凉拌莲菜、姜丝藕带、糖醋莲藕、糯米莲藕、烧莲条、肉香藕盒、莲藕炖排骨、莲藕炖海螺，还有藕粉莲子羹（gēng）、荷叶米饭。

　　代文咬上一口莲藕，竟然拉出又细又长的丝来，粘在脸上痒痒的。

　　妈妈说："这就叫'藕断丝连'！今天的莲藕宴好吃吗？"

　　"阿姨，太好吃了，您的手艺真好呀！"代文赞叹道。

　　"其实，莲藕不仅做菜好吃，还可以作为治病的药材，你们知道吗？"大家你看看我，我看看你，摇了摇头没吱声。

　　"那我们来通过电视远程视频请教神农爷爷吧！"妈妈说。

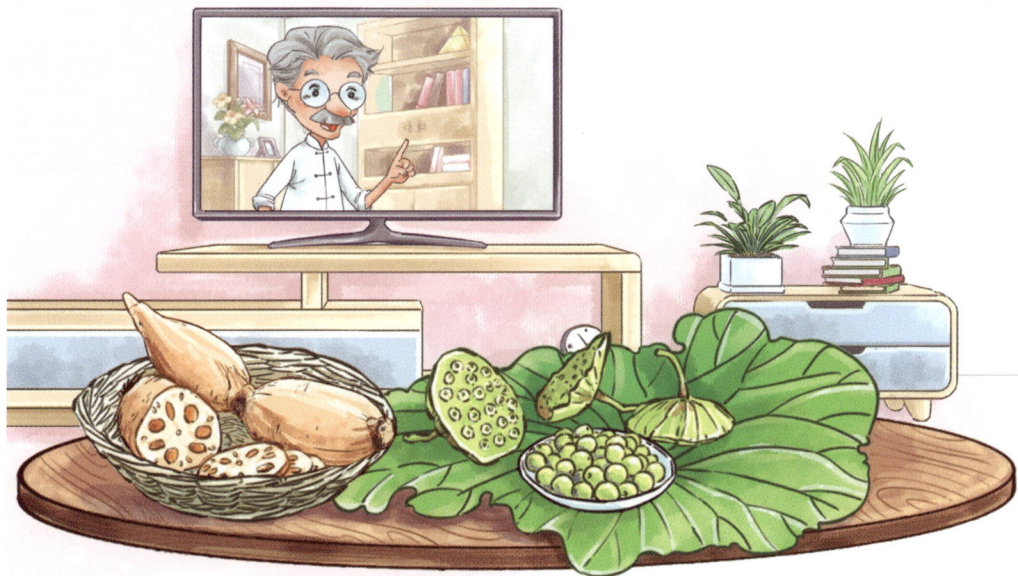

　　妈妈从筐里拿出鲜嫩白胖的莲藕，让视频里的神农爷爷看，他说："莲藕味道甘甜，可以补益脾胃。"

　　妈妈又拿出一个干干的莲蓬，从中剥出一颗颗圆圆的白色莲子。神农爷爷说："这个叫做莲子，味道甘甜，可以治疗脾虚腹泻、腰痛。"

　　妈妈将莲子**掰**（bāi）开，露出了一颗碧绿的小芽。神农爷爷说："这叫莲子心。松松、代文，你们来尝一尝莲子心的味道。"

　　"好苦，好苦！"

　　神农爷爷接着说："莲藕、莲子都是甜的，但是莲子心是苦的，它可以清热泻火。如果心烦急躁，睡不好觉，吃一点莲子心就会好很多。"

　　奥珍连忙拿起一枝连茎荷叶，对着屏幕里的神农爷爷晃了晃，说："这个荷叶能治病吗？"

"可以的，荷叶有消暑的功能，中暑头晕的时候，用新鲜的荷叶，效果才好。"

当当竖起大拇指说："哇，莲藕浑身都是宝呀！"

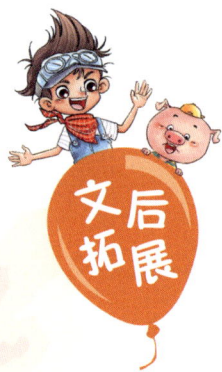

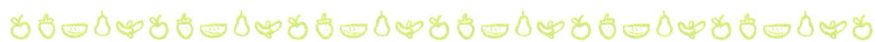

文后拓展

1. 想一想，莲子心是什么味道的？
2. 插画涂涂色。

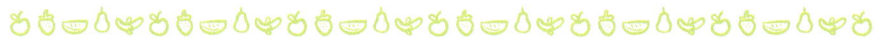

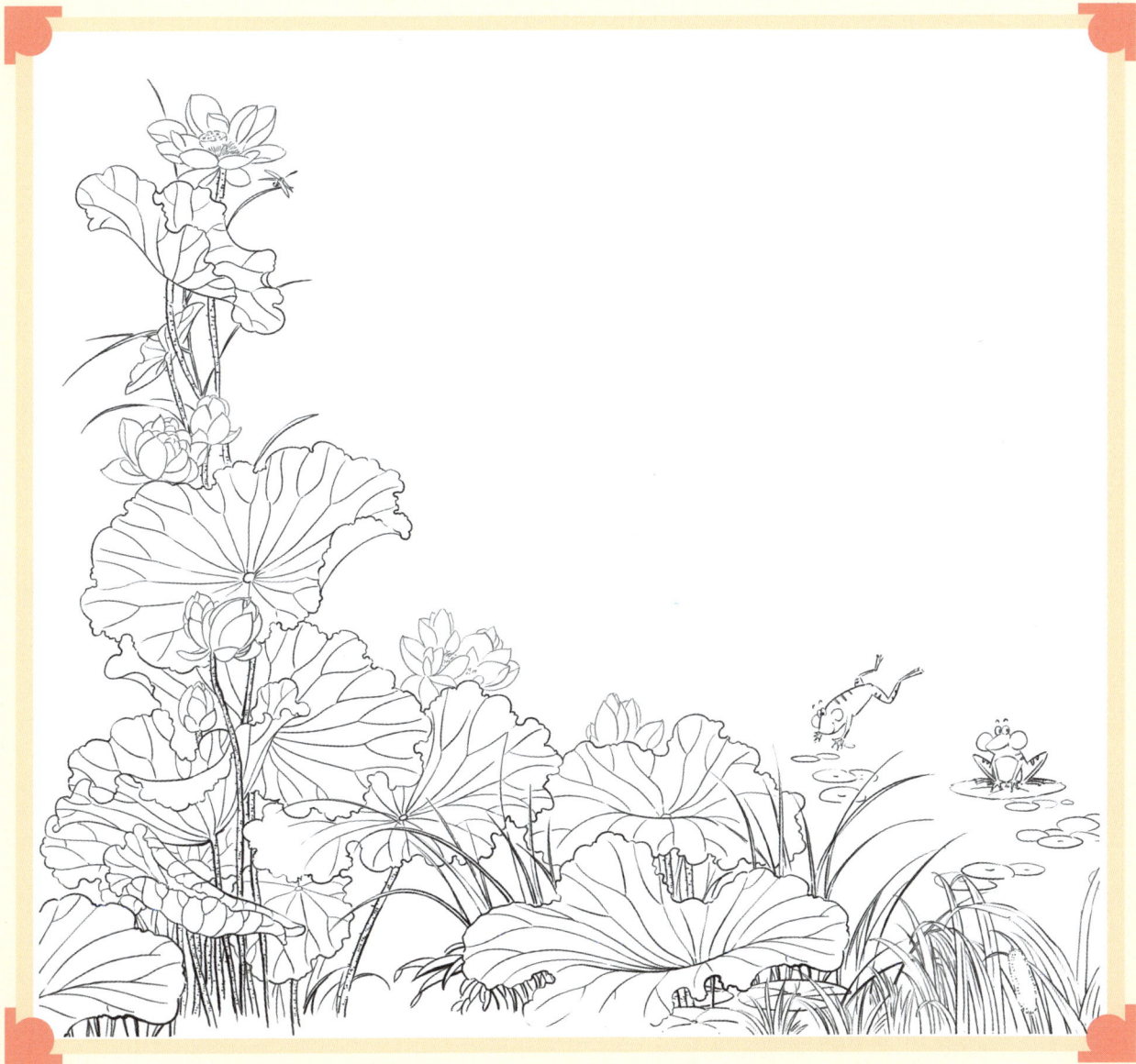

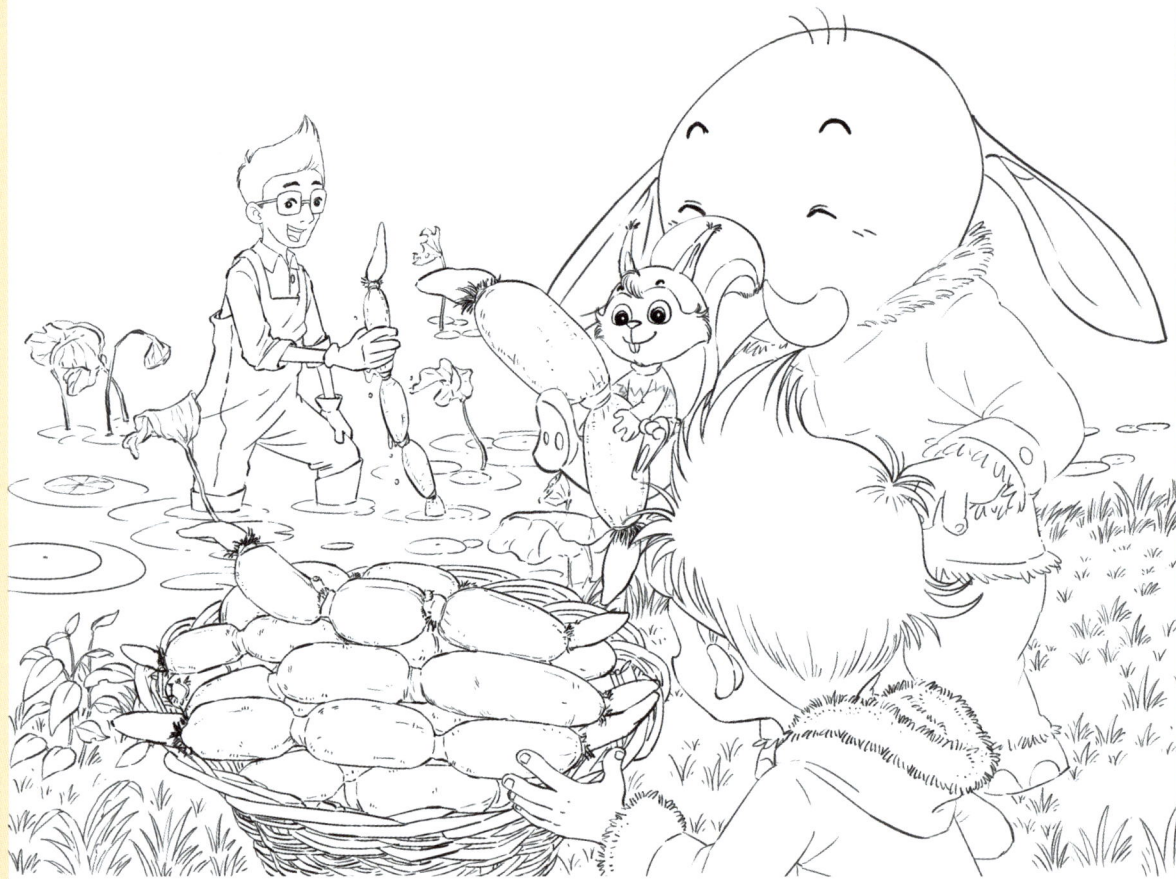

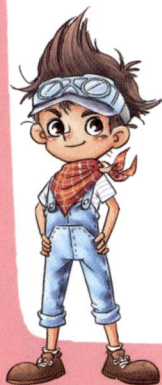

妙趣药名

大自然赠

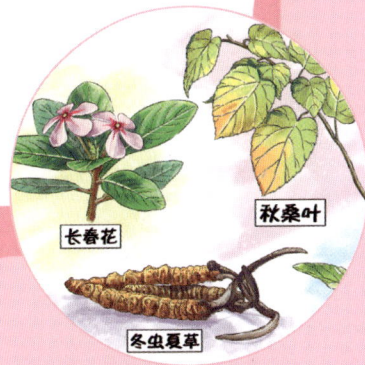

长春花

秋桑叶

冬虫夏草

当当和朋友们来到小花园附近的草坪踢球，咦？草坪上的一些草都被铲掉了，这是要干什么啊。

大家正在纳闷，只见一辆装满草皮的大卡车徐徐开来，轰隆隆隆，车斗慢慢倾斜，卸下草皮，明智叔叔从车里跳了下来。

当当问："明智叔叔，这是要干什么啊？"

"这里绿地上的草不太好了，要给它换草皮。"

这时，又一辆车开了过来，皮皮眼尖，一下就发现是神农爷爷的车。"神农爷爷，您怎么到这儿来了？"

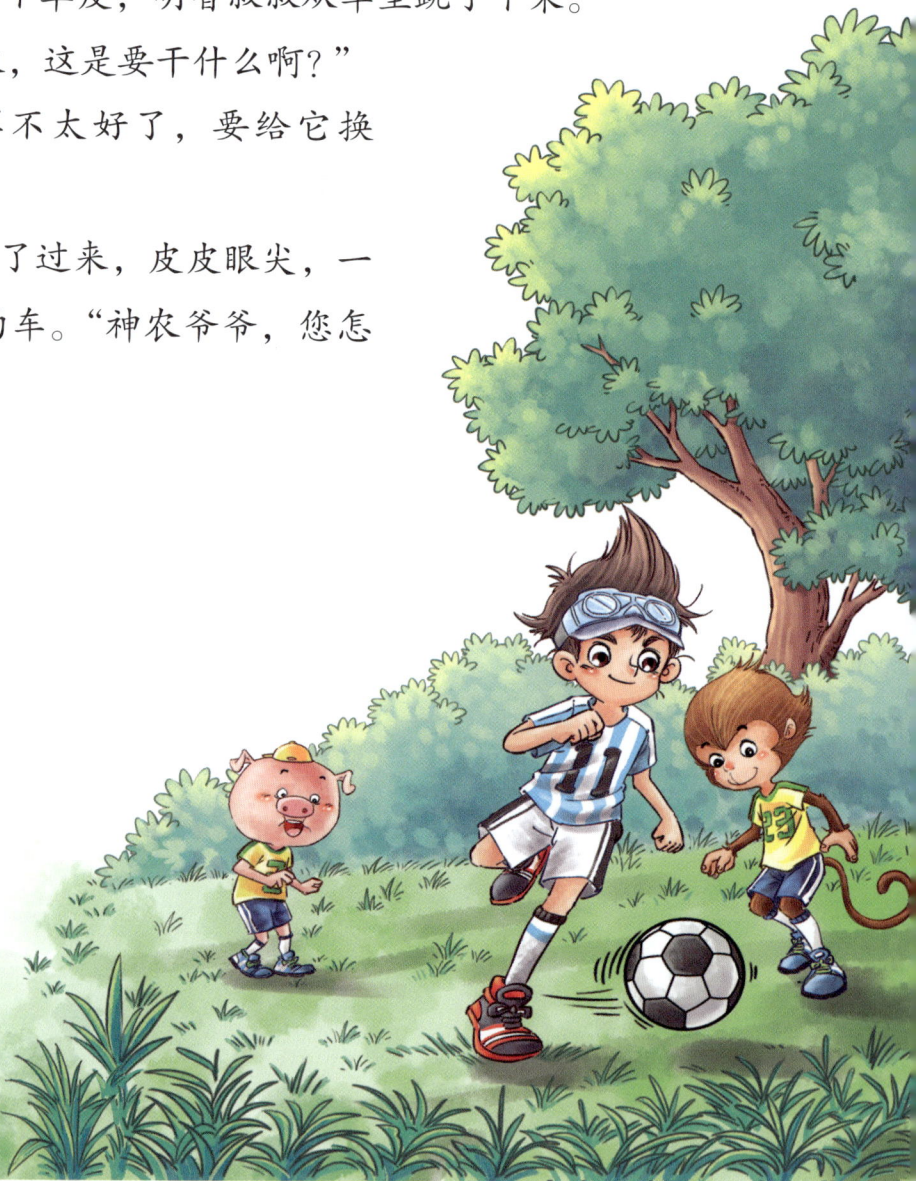

神农爷爷说:"明智叔叔今天要给这里的草坪换草皮,我过来帮帮忙。"

当当指着草皮问:"神农爷爷,这些草叫什么名字呀?"

神农爷爷拿起一块碧绿色的草皮,说:"这个叫高羊茅,质地较硬,根系很发达,耐旱、耐寒、耐贫薄,特别是它非常耐践踏、耐磨,复原能力很强的。

"这个深绿色叫黑麦草,它比较耐寒,可以在寒冷的情况下安然越冬,耐践踏,长得还快,长成的草坪质地比较柔软一些。"

当当问:"这两种草都要种吗?"

"对,高羊茅和黑麦草混种在一起,能快速形成质地紧密、根系发达的草毯。远远望去,一条碧绿的条带,一条浓绿的条带,交相辉映,效果非常好。"

当当他们和神农爷爷、明智叔叔一起,在草地上忙乎起来。

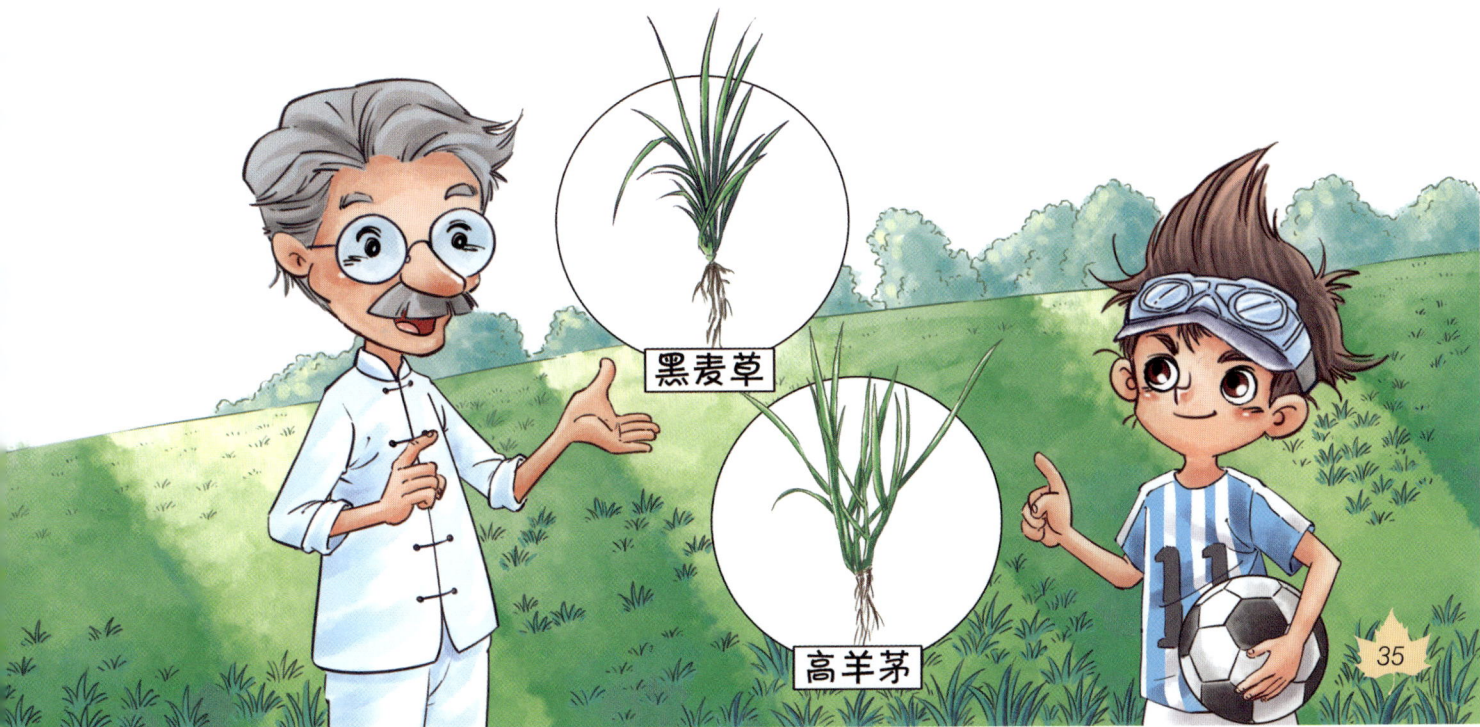

黑麦草

高羊茅

35

草坪上的草皮基本上铺好了，明智叔叔拉起水管，准备给草皮浇水。忽然，天空中升起了乌云，黑压压的一片。

　　"要下雨了，孩子们，快到屋子里面去吧。"神农爷爷招呼着大家。

　　一道闪电划破了天空的宁静，接着雷声大作，豆粒般的雨滴从天空中落了下来。

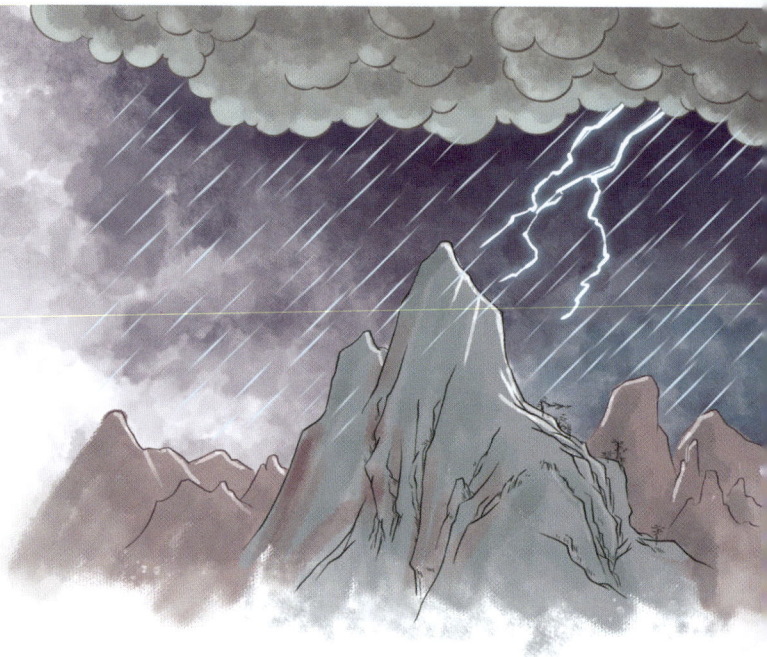

　　不一会，雨停了。

　　"快看，彩虹！赤橙黄绿青蓝紫，真漂亮！"当当情不自禁地叫了起来，"大自然太神奇了，刚才还是蓝天白云，一会就刮风下雨，这会儿又出现了彩虹。"

　　神农爷爷说："是啊，大自然很神奇，山高水低，春夏秋冬，风雨雷电，蓝天白云，还有乌云、彩虹，色彩很丰富的。"

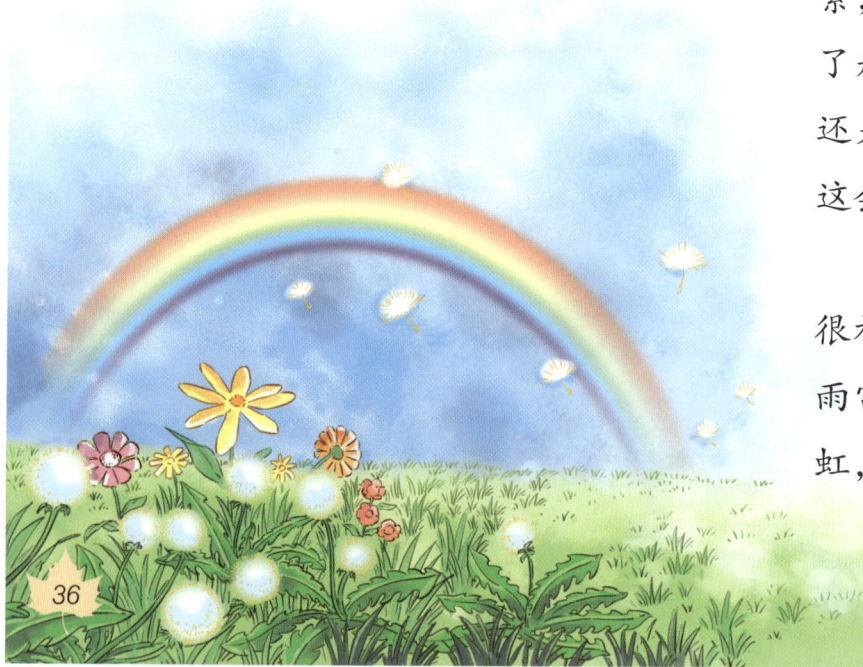

长春花

秋桑叶

冬虫夏草

夏枯草

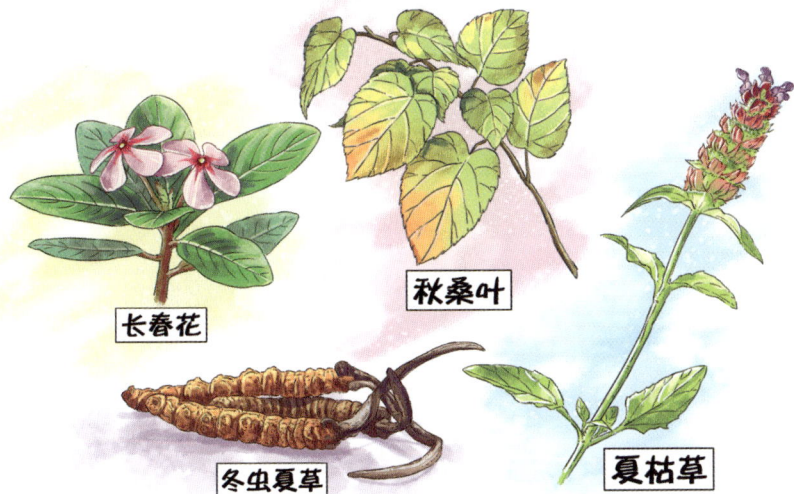

当当说："咦？我发现黑麦草的名字里有个'黑'字，和乌云的'乌'字一样，都有颜色深的意思，神农爷爷，那中药的名字是不是也来自大自然啊？"

神农爷爷说："是的，中草药是大自然的产物，中药的命名是和大自然息息相关的！"

当当问："有包括春夏秋冬的药名吗？"

神农爷爷说："有的，比如长春花、夏枯草、秋桑叶、冬虫夏草、款冬花、四季青。"

当当又问："有风雨雷电的药名吗？"

"有的，像风茄子、云茯苓、雨伞草、雪里青、雷公藤。"

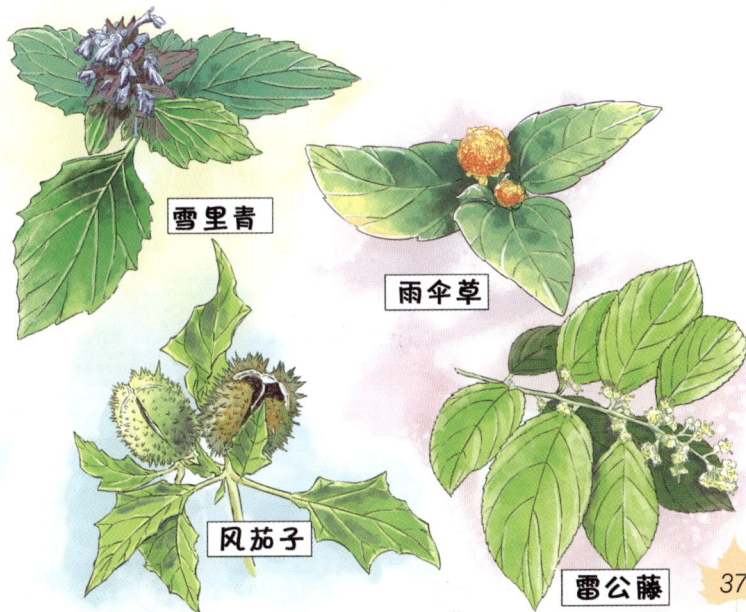

雪里青

雨伞草

风茄子

雷公藤

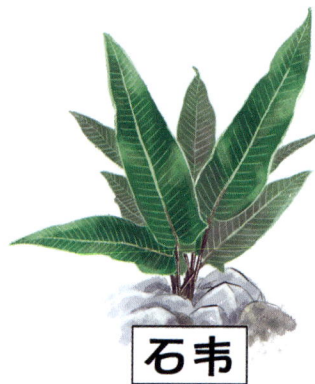
海马

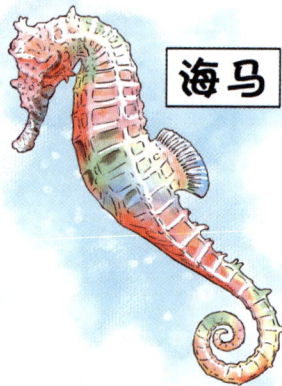
石韦

　　皮皮也急切地问道："有江河湖海、大山、大地的药名吗？"

　　"有啊，海马、河百草、石韦、水浮萍、地肤子、沙参、山楂。"

　　松松、代文、依菲都围了上来，也争先恐后地问了起来。

　　松松抢着问："爷爷，有哪些东西南北的药名？"

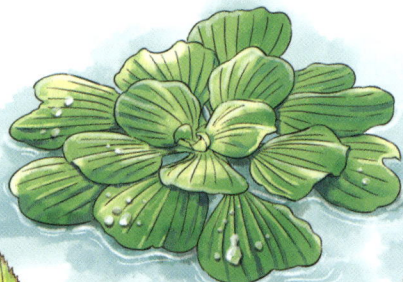
水浮萍

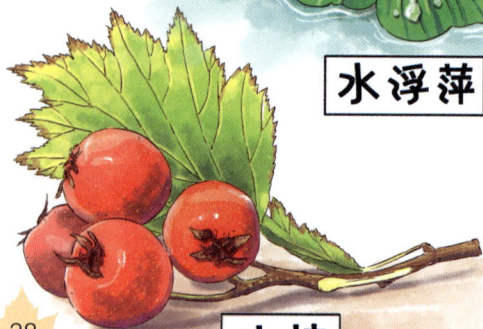
山楂

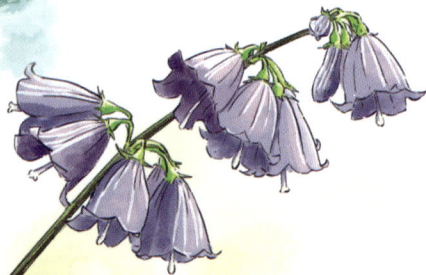
沙参

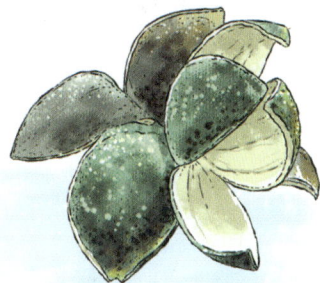

青皮

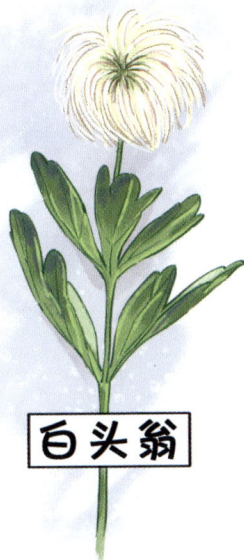

白头翁

神农爷爷说:"比如东白芍、
西青果、南贡果、北沙参。"

"有各种颜色的药名吗?"代文大声问。

"有的,如白头翁、青皮、青蒿、红藤、黄连、黑豆、墨旱莲、紫草、
紫花地丁。"

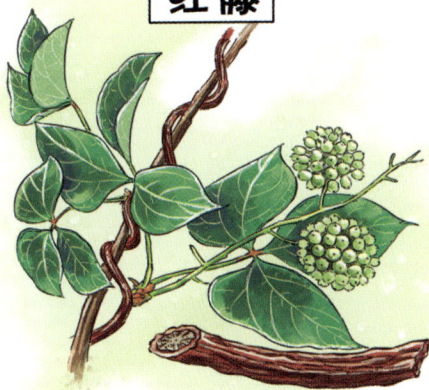

红藤

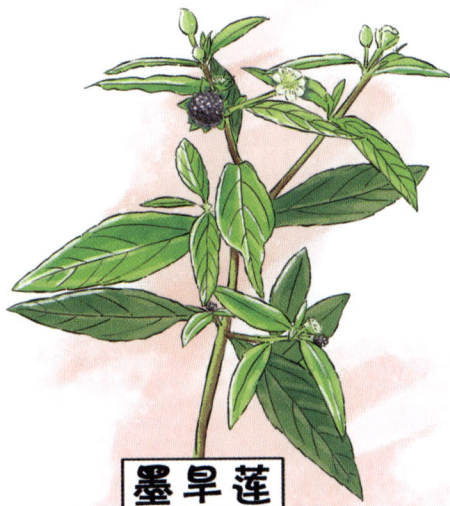

墨旱莲

苦丁茶

酸枣仁

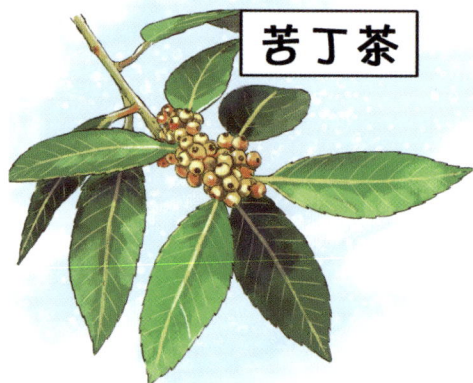

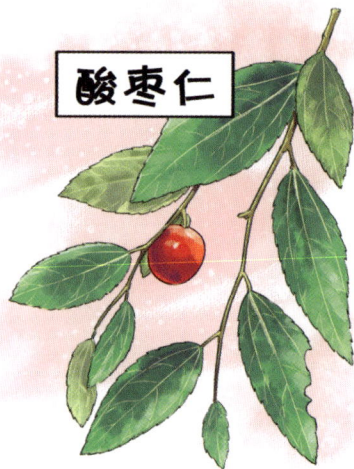

依菲问："不会也有酸甜苦辣的药名吧？"

神农爷爷说："依菲，告诉你，还真的有哦。苦丁茶、酸枣仁、甘草、苦参、辣蓼（liǎo）草、辛夷、咸苁蓉、丁香、鱼腥草、五味子。"

当当忽然有点犹犹豫豫，刚想张嘴又不吱声了。

神农爷爷关切地说："当当，你想说什么呀？"

"爷爷，我还有一个问题，不知道想的对不对。"

"没关系，你说吧。"神农爷爷鼓励着当当。

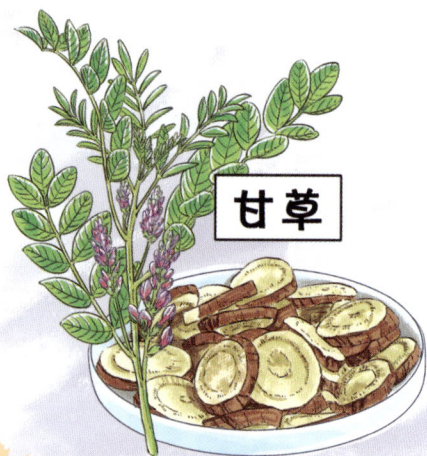

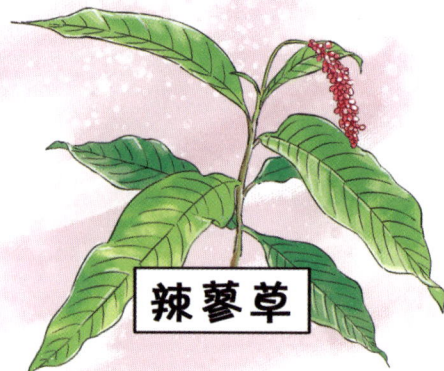

甘草

辣蓼草

"您看，大自然有风雨雷电、江河湖海、树木花草，可还有许多动物呀，我想问，有没有和动物相似的药名呢？"

大家顿时安静下来，眼睛齐刷刷地望着神农爷爷。

"有的！"神农爷爷提高了声音。

"啊，真的吗？"

"真的，比如马蹄莲、鸭跖（zhí）草、猫爪草、木蝴蝶，因为它们长得和某些动物相似，所以药名就是仿照动物的形态起的！"

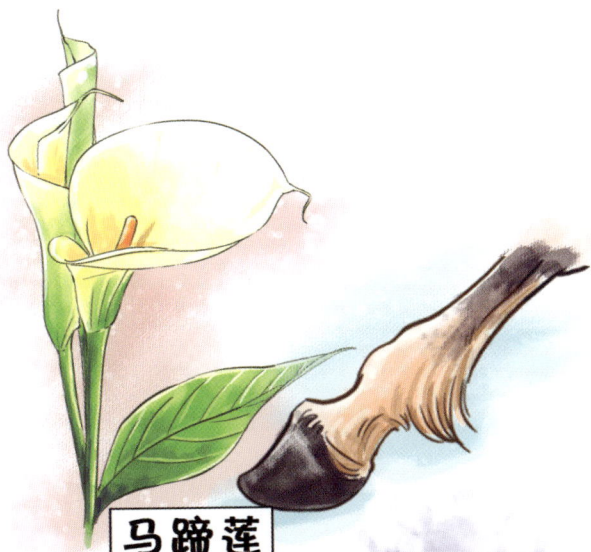

马蹄莲

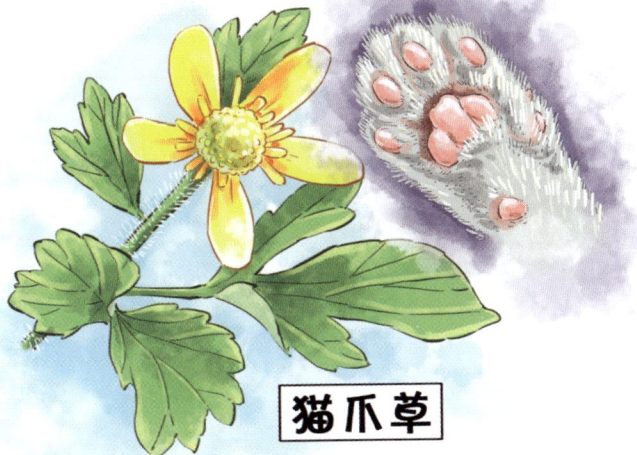

猫爪草

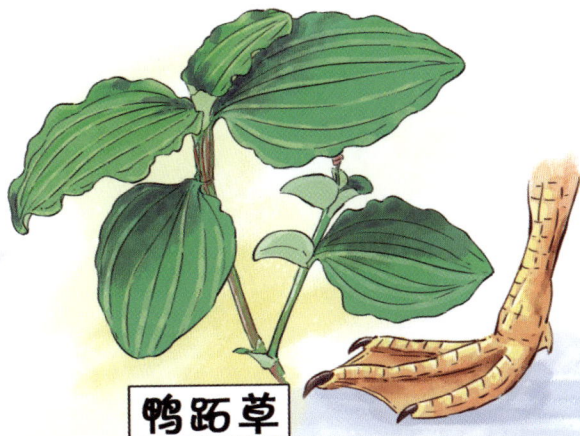

鸭跖草

当当激动地说："原来中药的名字这么有趣，真的是和大自然息息相关啊！"

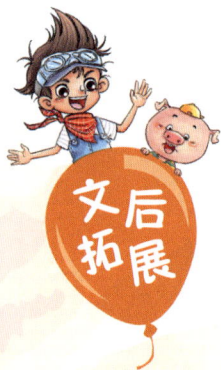

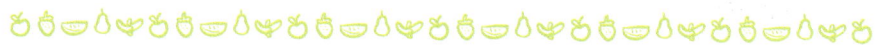

文后拓展

1. 有哪些带有春夏秋冬季节的药名？
2. 插画涂涂色。

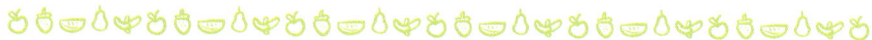

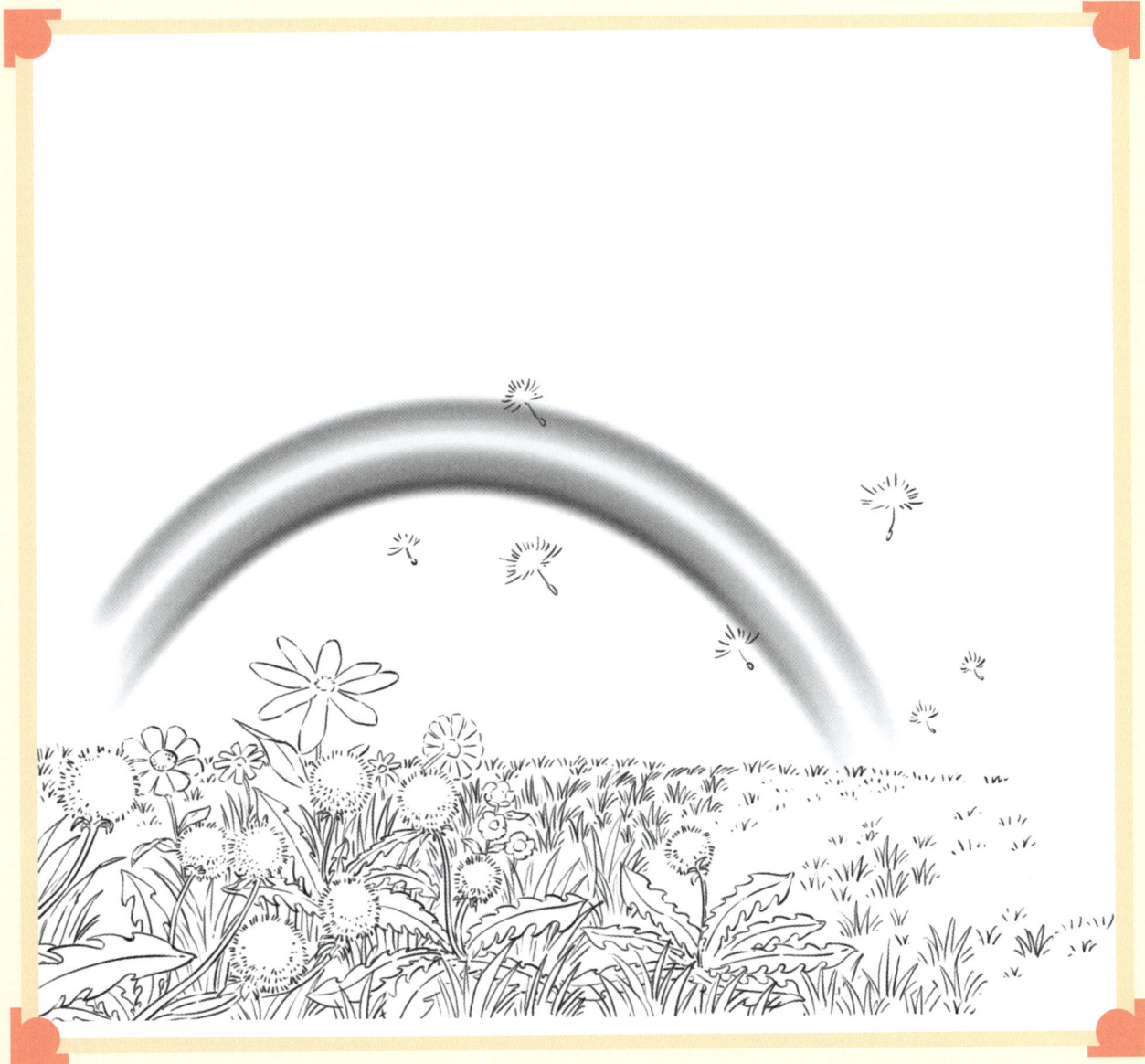

43

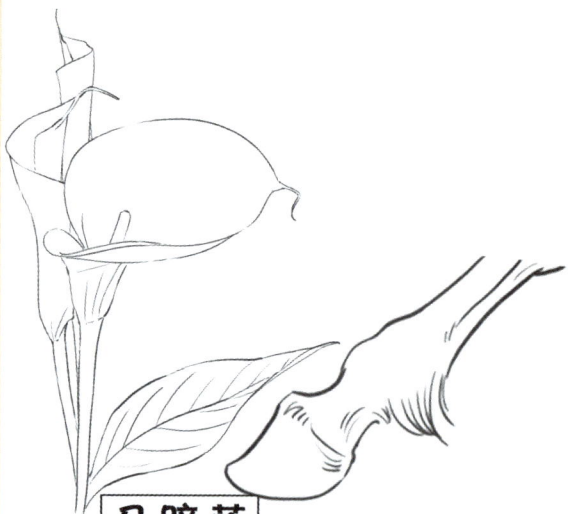

马蹄莲

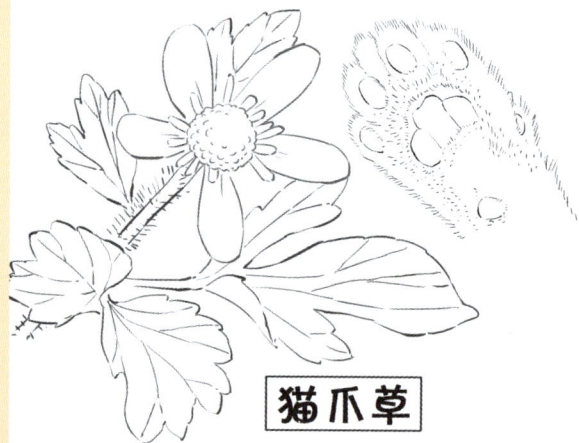

猫爪草

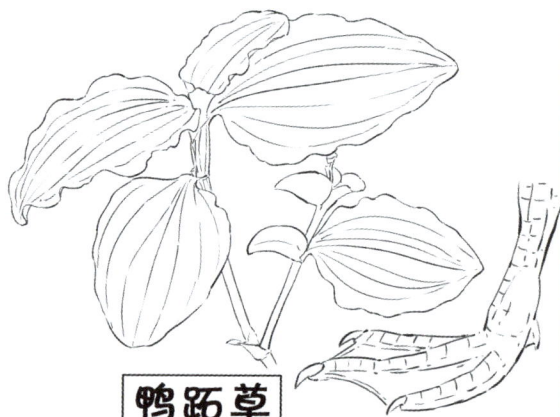

鸭跖草

老少皆宜的

六味地黄丸

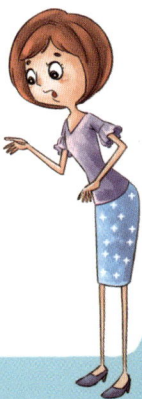

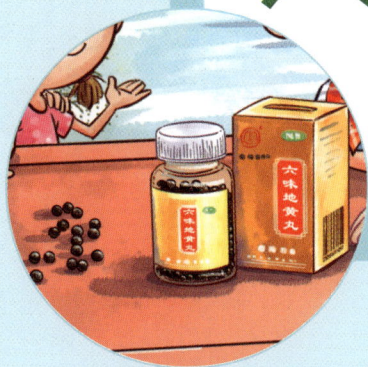

一只凶猛的霸王龙，张着大嘴，耀武扬威。当当正在专心致致地组装积木，等组装好了恐龙，又兴致勃勃地开始搭建火箭拉力赛车。

　　"当当，休息一下，来喝点水。"妈妈将一杯水递给了当当。

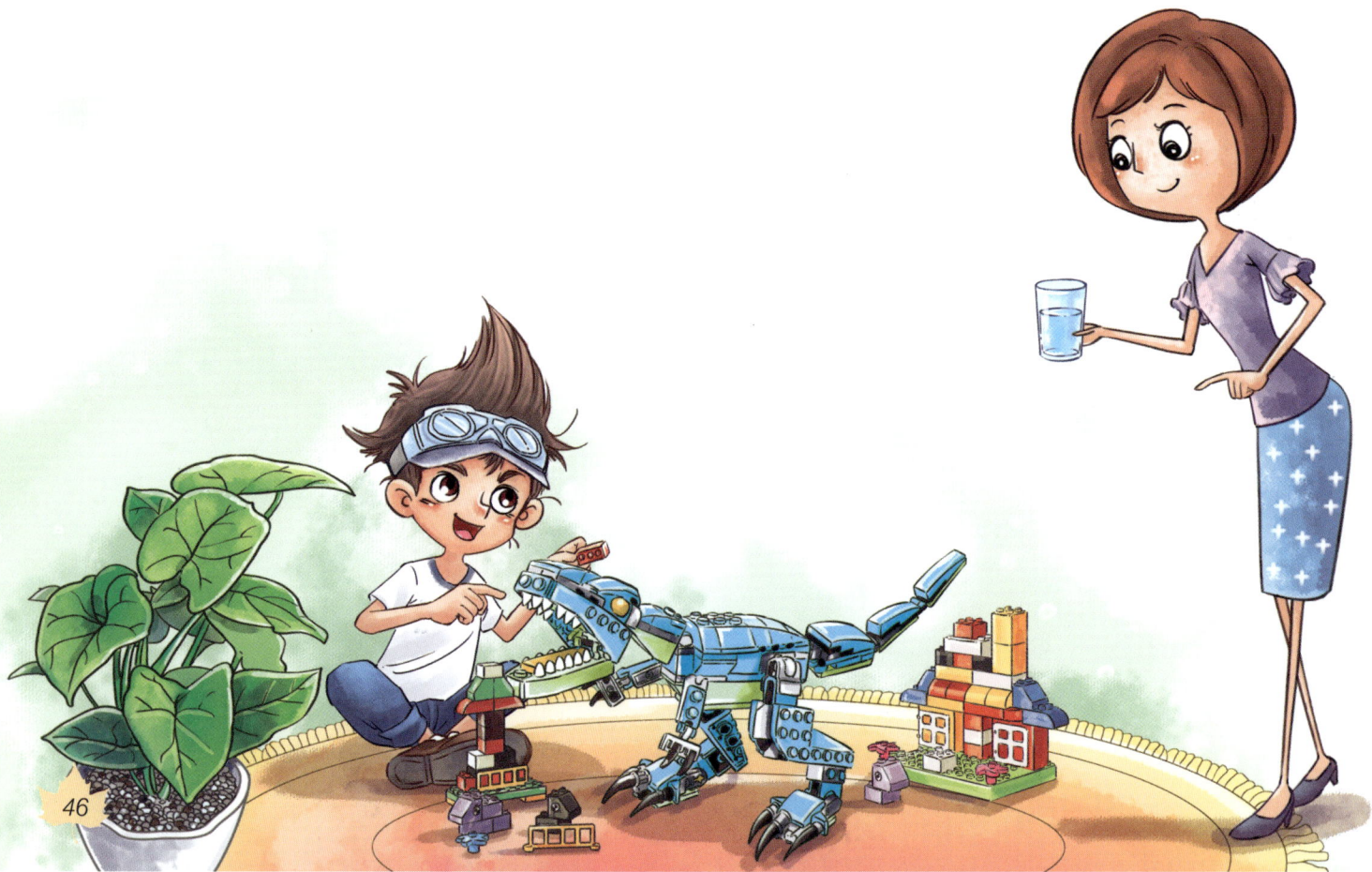

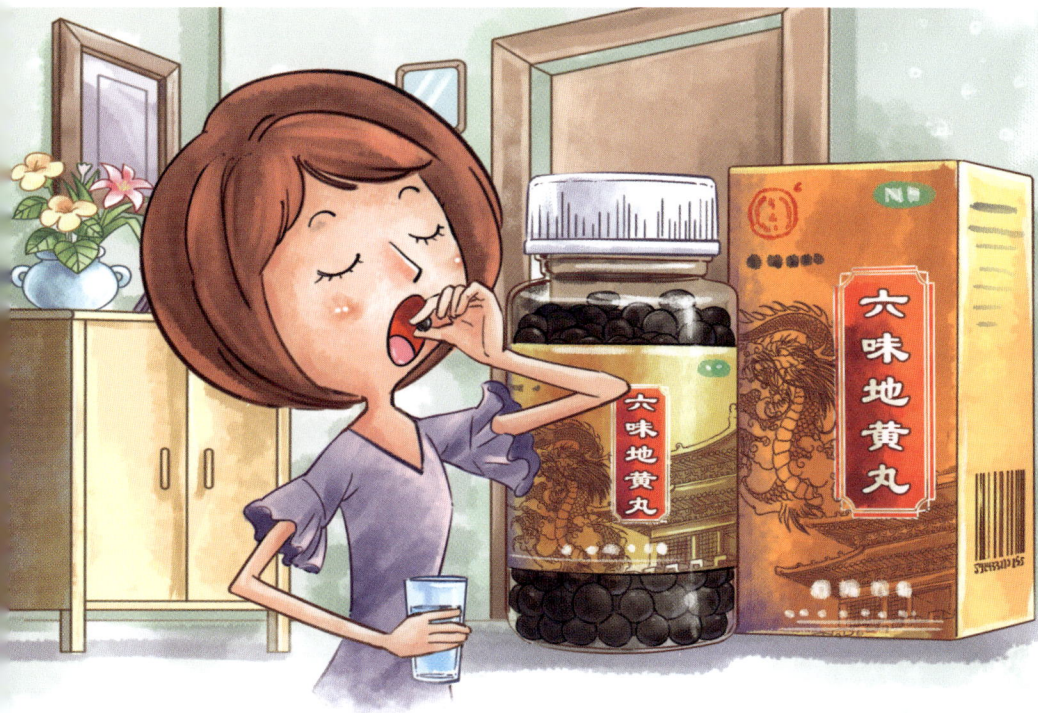

"谢谢妈妈，还真是有点渴了呢！"当当接过杯子，咕嘟一大口，把水喝掉了。

"是啊，我看你玩得满头大汗，得补充些水分了。"妈妈说着，来到桌子前拿起另一杯水，准备吃药。她从瓶子里倒出几颗黑黑亮亮的药丸，先喝一小口水，试试水温，然后把药放到嘴里，就着水仰起头，咕咚咕咚咽了下去。吃完药妈妈就出门买菜去了。

当当带着妹妹到院子里玩儿。奥珍忽然想起妈妈吃的药，说："哥哥，妈妈吃的药像巧克力豆一样，我们也去尝一下吧。"

"奥珍，不可以的，妈妈说过不能乱吃药。"

"那我们只是尝一尝，舔一舔，好不好，哥哥？"奥珍撒娇地说。

当当无奈进了屋子，在桌子上打开妈妈刚才吃的药瓶，倒出几粒小药丸，装作要吃药的样子，把嘴巴大大张开，夸张地把一粒药丸假装放在舌头上。

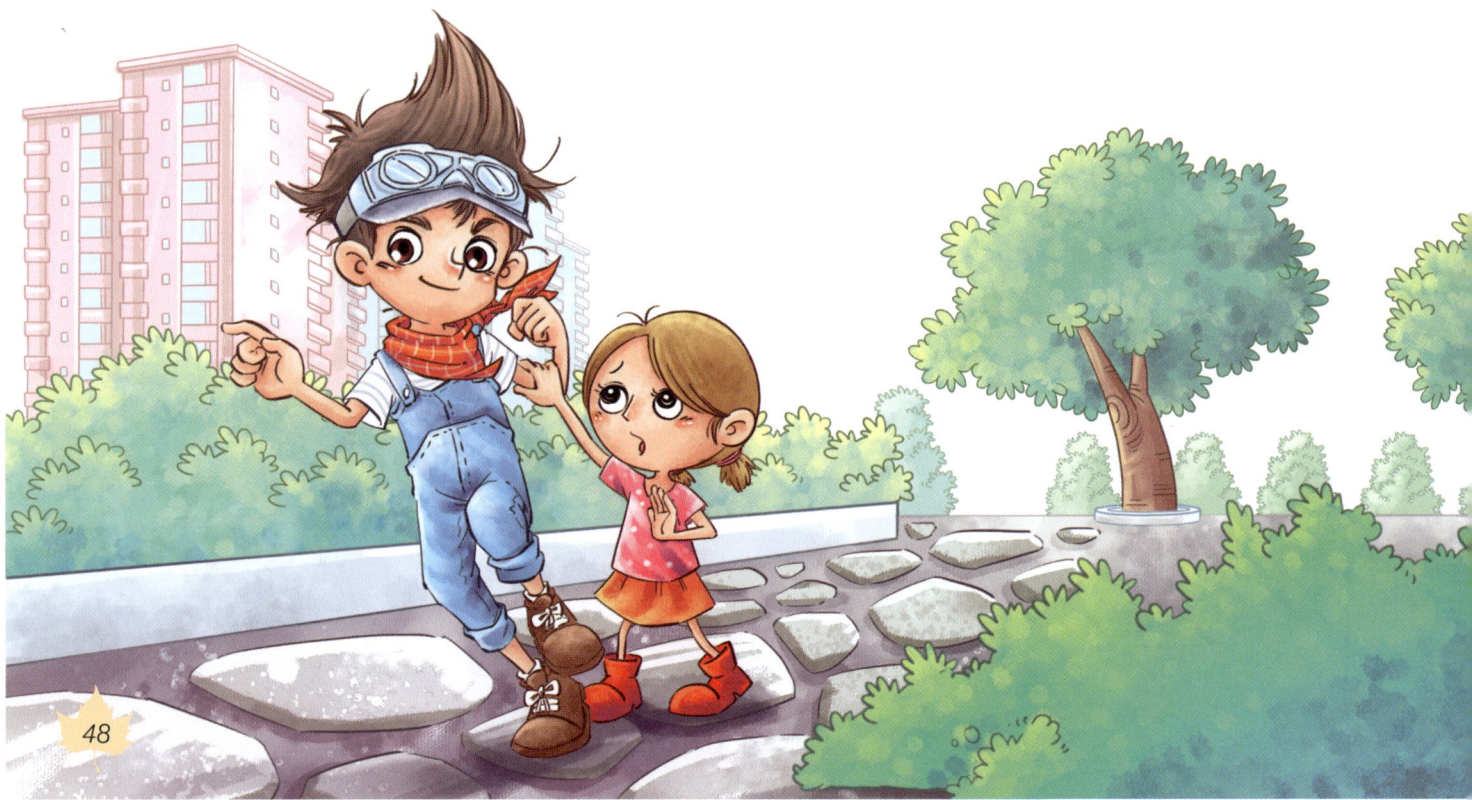

"呸呸，又苦又涩啊。"当当皱着眉咧着嘴，装作舔到了药丸的样子。

"啊，头晕了……"当当说着，一不小心从凳子上掉下来了。

这时，正好妈妈回来了，忙问："怎么回事？"

奥珍着急地说："哥哥帮我尝药，说头晕摔倒了。呜呜呜……"

妈妈生气了："药怎么可以乱吃呢？！不但没法治病，还会伤身体。以后绝对不能做这种事情！"

摔在地上的当当调皮地冲妈妈眨眨眼睛，暗示自己没事，只是想吓唬下妹妹，让她记住不可以随便吃药。

妈妈开车带着当当和奥珍来到了花鹊医生的诊所。

花鹊医生检查了一下，没有什么大问题，只是擦破一点儿皮，抹些药水就可以了。

"当当，你知道你刚才吃的什么药吗？"花鹊医生问。

"不知道，是妈妈早上吃的药。"当当不好意思地吐了吐舌头。

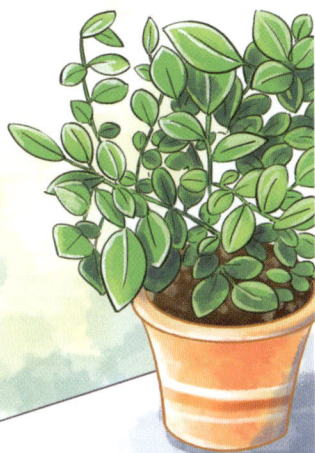

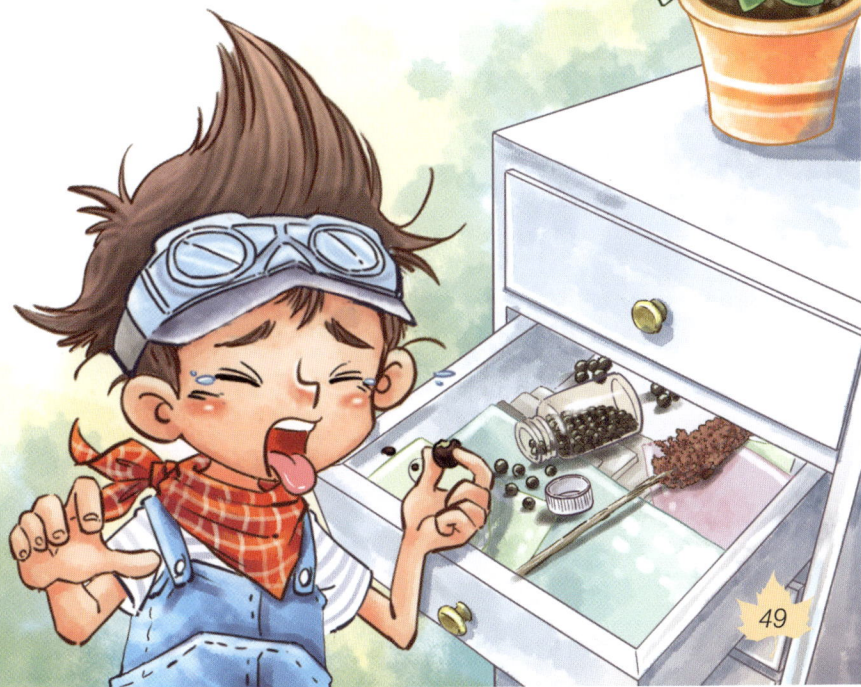

奥珍有点担心地看着哥哥，问："花鹊医生，我哥哥吃妈妈的药，会不会生病啊？"

　　花鹊医生笑道："嗯，这个药丸叫六味地黄丸，原本是一种儿童药。"

　　当当好奇地问："什么，是儿童药？"

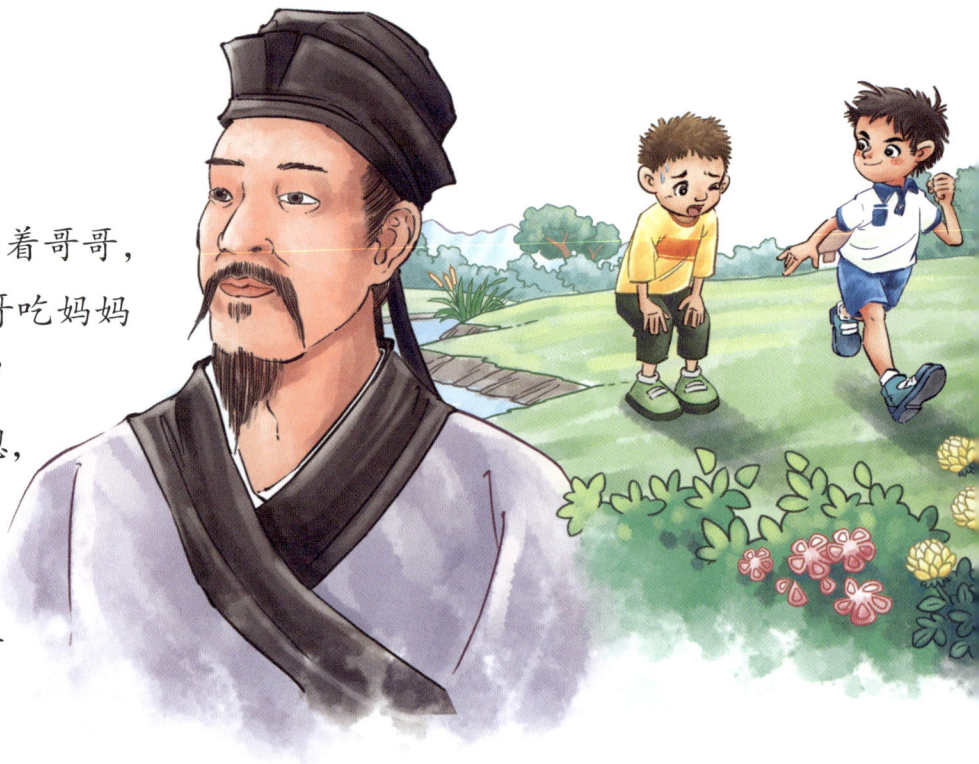

　　"对，六味地黄丸是中医常用的一种中成药，它其实出自一位儿科医家之手，来自一千多年前的宋代儿科医生钱乙所著的《小儿药证直诀》。

　　"钱乙医生专门为小朋友研制出六味地黄丸，来治疗由于肾的能量不足所引起的'五迟'症，就是'立迟、行迟、发迟、齿迟、语迟'。表现为头发稀少，色泽无华，坐起、站立、行走、长牙及说话均有明显的生长迟缓、发育不良。"

　　当当问："肾的能量很足，是什么样子呢？"

花鹊医生说："小朋友的眼睛清澈明亮，奕奕（yì yì）有神，皮肤有光泽、头发茂密，体态匀称、性格外向活泼，说明肝肾能量很足，就像茁壮的一株小草，有亭亭玉立的身姿，饱满光泽的叶片……"

当当又问："那妈妈为什么要吃这个儿童药呢？"

花鹊医生解释道："六味地黄丸由熟地黄、山茱萸（zhū yú）、山药、泽泻、牡丹皮、茯苓六味药组成，具有补肾的功能，后来有很多医生将它也用于成人肾的能量不足引起的身体消瘦、腰酸腿软、头晕耳鸣等症，效果非常好。所以曾经的小儿药物，经过无数医家推崇（chóng）和一千多年的传承，也变为成人的常用药了！"

当当恍然大悟："哦，六味地黄丸，大人、小孩都可以用啊！"

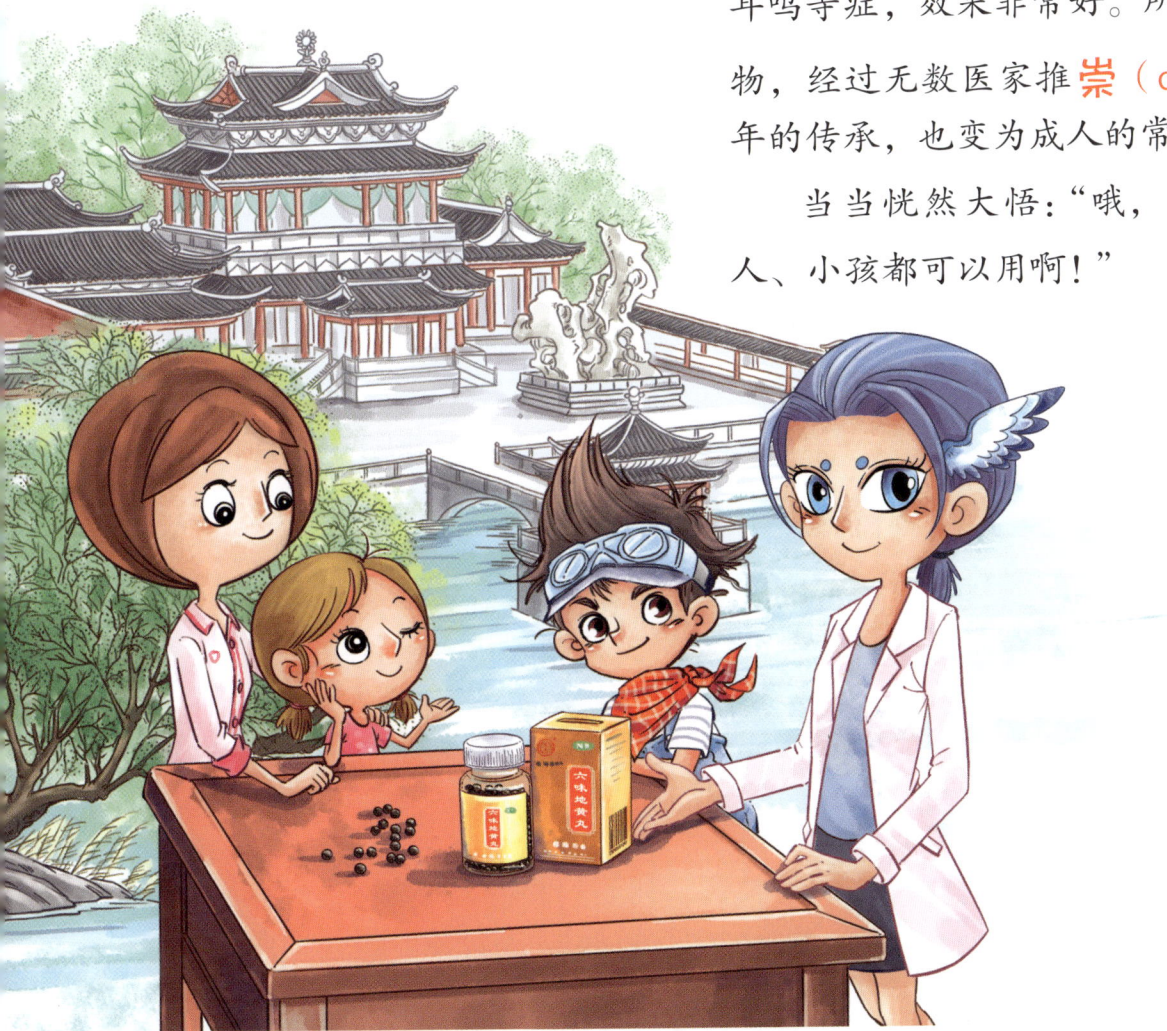

花鹊医生说："是啊。六味地黄丸成为老少皆宜的补肾千年良药，这是钱乙医生没有想到的啊！不过，小朋友用药一定要在医生的指导下服用，自己千万不可以随便吃药哦！"

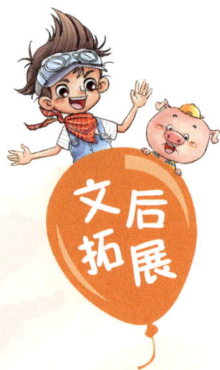

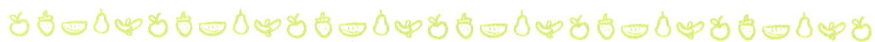

文后拓展

1. 宋代钱乙医生发明的儿童药叫什么名字？
2. 插画涂涂色。

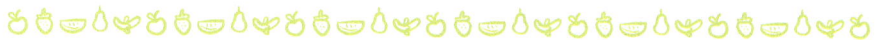

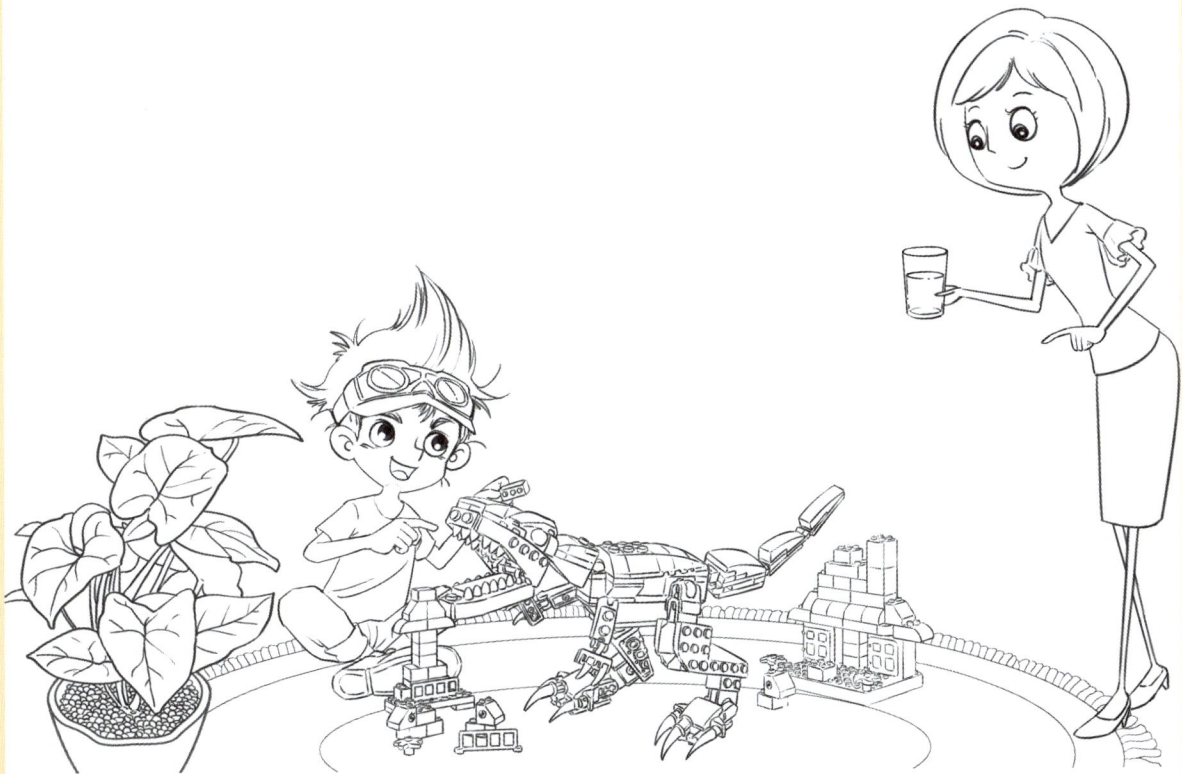

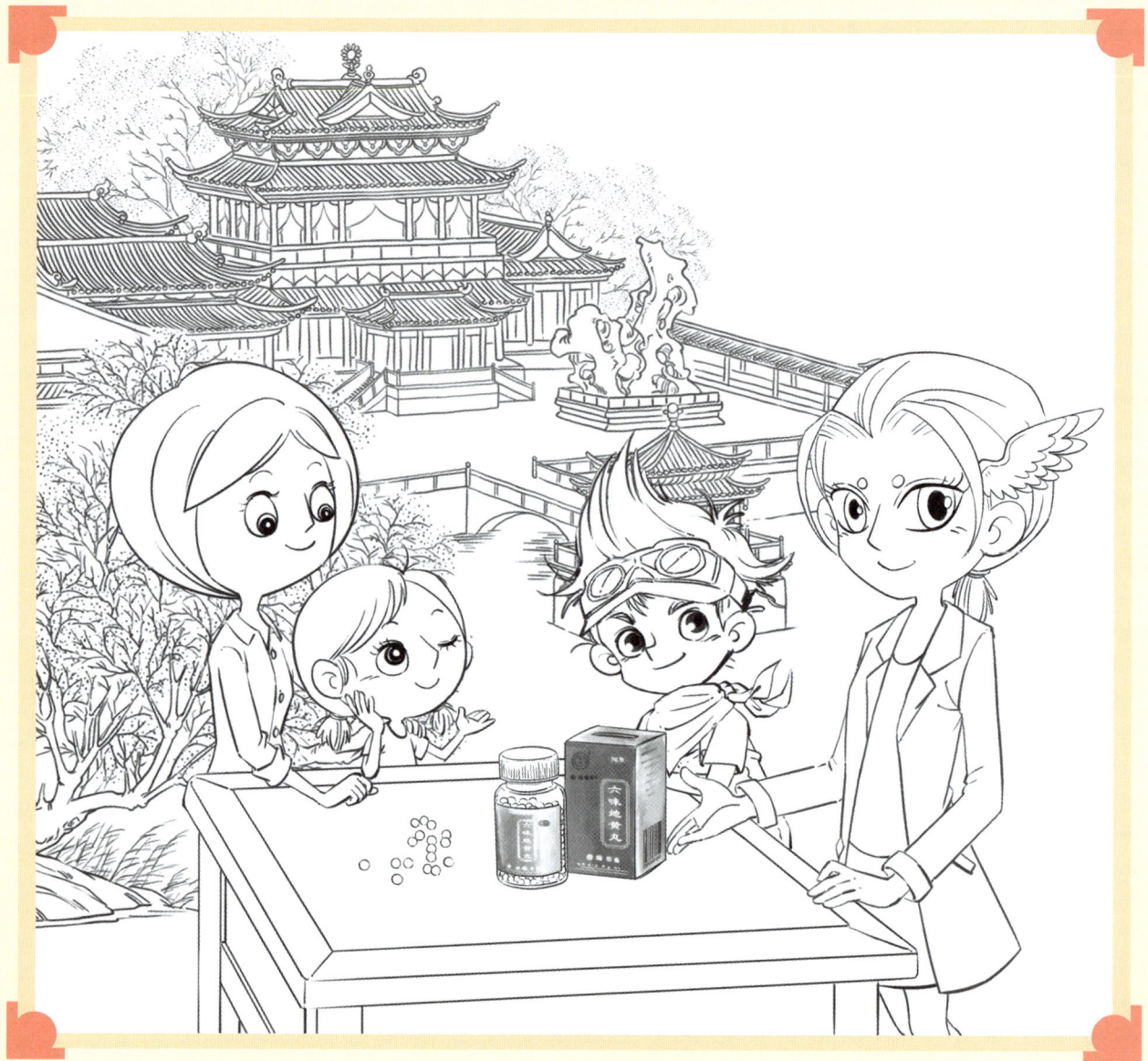

　　2016 年仲秋赴澳大利亚访问，无意中接触到了《Maya & Friends Visit The Acupuncturist》(《玛雅和朋友们拜访针灸师》)《The Yellow Monkey Emperor's Classic of Chinese Medicine》(《黄帝的中医经典》)这些充满了童趣的儿童中医英文读本，两书的作者和插画师，即注册中医针灸师 Samara White（萨玛拉·怀特），Troy White（特洛伊·怀特）和中医师 Damo Mitchell（达莫·米切尔），Spencer Hill（斯潘塞·希尔），都是地地道道的美国人和英国人，当我看到它们的时候，首先是惊讶，如此有趣的儿童中医漫画绘本竟然出自一个外国人之手，紧接着便陷入了久久的沉思……

　　中医学为中华民族的繁衍昌盛及大众健康做出了巨大的贡献，并作为中国传统文化的一种特殊符号，逐渐走出国门，获得了世界人民的青睐，体现了科学原创性的重要，我们则应从更加广泛的角度予以珍视和传承，包括对儿童的科普，要采用鲜活生动的表达形式，轻松幽默、生动有趣、短小灵活的漫画就是非常好的选择，在内容上要处理好"走近科学"是"近"而不是"进"！要知识性和趣味性兼顾。

　　而浏览百度、当当、北京中关村图书大厦，儿童中医漫画科普读物寥寥无几，漫画在哪里？小动物在哪里？小故事在哪里？我们的孩子了解中医的有多少？我们有如此有趣的儿童中医读本吗？作为长期从事中医高等教育和中医文化研究的工作者，一种使命感油然而生，遂力邀李成文教授一道开始了儿童中医趣味漫画插图本《爱提问的当当》系列丛书的创作。本丛书用拟人化的手法，从孩子们平素的生活趣事切入，比如郊外踏青、露营、野餐、做各种游戏、亲临诊所、参观药园和医药博物馆，以精美的画面、小品化的形式去触及一个个科学知识点，告诉孩子们一些中医的道理，将中医知识融入童趣的故事之中。让孩子们身临其境，亲身体验中医药的魅力，了解中医药文化，开阔眼界，培养动手能力和科学探究的意识。整个读本有节奏，有韵律，有层次……文学性、可读性、趣味性、知识性完美结合。

承蒙中国健康传媒集团中国医药科技出版社、中国中医药研究促进会和白茶非物质文化传承人杨丰先生的厚爱，在其大力支持下，一套 6 册共 30 个故事的《爱提问的当当》系列丛书得以问世，我们终于有了自己图文并茂、生动有趣的儿童中医科普漫画插图读本，在此，感谢所有支持帮助过我们的亲人和朋友们！

谨此，献给我们可爱的孩子们！

王琳

2018 年 12 月 10 日

作者简介

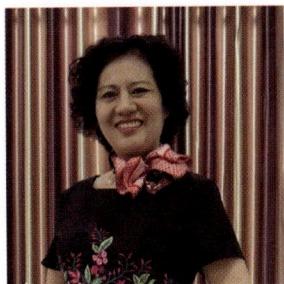

王琳

河南中医药大学教授，中国中医药研究促进会中医药文化专业委员会副会长，长期从事中医学的教学、临床、科研及中医文化的研究。全国中医药文化宣传教育基地、高校中医药与经济社会发展研究中心项目《北宋中医药文化资源挖掘与研究》《社会背景对仲景文化的影响》项目主持人。高校海外文化交流项目《中医史话》项目主持人。中小学科普读本《中医文化进校园》学术指导顾问。

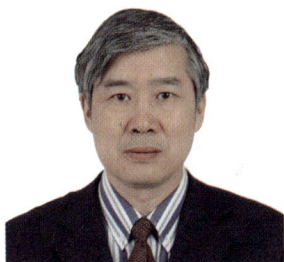

李成文

河南中医药大学教授，博士生导师，中医各家学说教研室主任，河南省中医医史文献重点学科带头人。兼任中国中医药研究促进会学术流派分会副会长、中医药文化专业委员会副会长，中华中医药学会名医学术分会名誉副主委、医史文献分会常委，河南省中医医史文献分会副主委。主要从事中医教育、神经内科疾病研究及中医药文化与科普工作40年。主编全国教材3部，学术著作60部，中医文化科普著作5部，发表学术论文120余篇，荣获省部级奖励5项，主持自然科学及人文项目10余项。

图书在版编目（CIP）数据

独特的本草 / 王琳，李成文著 . —北京：中国医药科技出版社，2019.5
（爱提问的当当）
ISBN 978-7-5214-0864-5

Ⅰ . ①独… Ⅱ . ①王… ②李… Ⅲ . ①中医学—少儿读物 Ⅳ . ① R2-49

中国版本图书馆 CIP 数据核字（2019）第 036808 号

插 画 师	曹永杰　冯娅
美术编辑	陈君杞
版式设计	也　在

出版	**中国健康传媒集团** | 中国医药科技出版社
地址	北京市海淀区文慧园北路甲 22 号
邮编	100082
电话	发行：010－62227427　邮购：010－62236938
网址	www.cmstp.com
规格	889×1194mm $\frac{1}{16}$
印张	4
字数	33 千字
版次	2019 年 5 月第 1 版
印次	2019 年 5 月第 1 次印刷
印刷	三河市万龙印装有限公司
经销	全国各地新华书店
书号	ISBN 978-7-5214-0864-5
定价	**29.00 元**

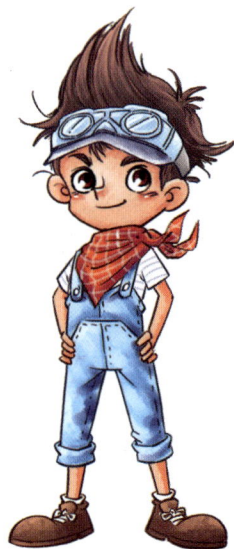